Anna Linka

# KOT NIE JADA!

## Czego nie powinny jeść koty!

Które rośliny i potrawy mogą być dla kota niewskazane,
a które niebezpieczne?

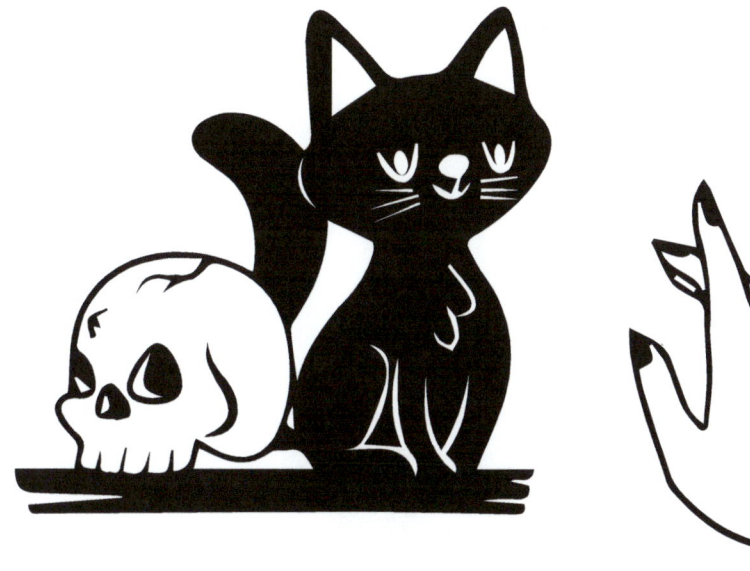

2024

Niniejsza książka nie zastępuje profesjonalnej porady weterynaryjnej i nie może być podstawą do postawienia diagnozy oraz przeprowadzenia leczenia. Ponieważ każdy przypadek jest indywidualny, autorka oraz wydawca rekomendują regularne konsultowanie się z lekarzem weterynarii.

Copyright © by Anna Linka

Opracowanie graficzne, skład i łamanie: Wydawnictwo ArteeM
Ilustracje: freepic.com

ISBN: 9798303417557

2024

# SPIS TREŚCI

*„Kot nie jada! Czego nie powinny jeść koty!"*

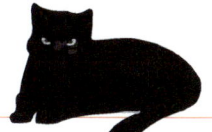

| | |
|---|---|
| SPIS GATUNKÓW ROŚLIN i RYB | 4 |
| KILKA SŁÓW O KOTACH | |
|     NIECH NIE ZJADA! NIECH SIĘ TYM NIE BAWI! NIECH ŻYJE DŁUGO I SZCZĘŚLIWIE ! | 5 |
|     SKĄD POCHODZĄ KOTY? | 5 |
|     MITY I STEREOTYPY | 6 |
|     KILKA SŁÓW O ODŻYWIANIU | 6 |
|     WĘGLOWODANY - SKROBIA | 7 |
|     WODA | 7 |
|     KOTÓW NIE GŁODZIMY! | 7 |
|     SYNDROM PICA | 8 |
|     DAWKA | 8 |
| OBJAWY ZATRUĆ | 11 |
| CO ROBIĆ, GDY ZAUWAŻYMY ZATRUCIE U KOTA? | 11 |
| ILUSTRACJE pzykładowych roślin, ryb i innych produktów: NIE DLA KOTA! | 12 |
| ROŚLINY I PRODUKTY NIE DLA KOTA! - PODZIAŁ NA STOPNIE SZKODLIWOŚCI | 14 |
|     CZOSNEK, CEBULA, SZALOTKA, SZCZYPIOREK, POR | 15 |
|     WARZYWA KAPUSTNE, KALAFIOR, BROKÓŁ | 15 |
|     GZRYBY | 15 |
|     POMIDOR, MIECHUNKA, PAPRYKA, BAKŁAŻAN, ZIEMNIAK (surowy) | 16 |
|     SZCZAW, RABARBAR i SZPINAK, BOTWINKA (liście), SOJA | 16 |
|     AVOKADO | 16 |
|     PESTKI I OWOCE | 17 |
|     WINOGRONA i RODZYNKI | 17 |
|     CYTRUSY | 17 |
|     NASIONA | 18 |
|     ORZECHY i MIGDAŁY | 18 |
|     ORZECHY MAKADAMIA, ORZECHY WŁOSKIE | 18 |
|     KAKAO | 19 |
|     KAWA i HERBATA | 19 |
|     ALKOCHOL ETYLOWY | 19 |
|     KSYLITOL - E967 ($C_5H_{12}O_5$) | 20 |
|     MIOÓD I CUKIER | 20 |
|     SÓL i PRZYPRAWY | 20 |
|     MLEKO | 21 |
|     BIAŁKO JAJEK | 21 |
|     SUROWE MIĘSO | 21 |
|     MAŁE KOŚCI | 21 |
|     WĘDLINY | 22 |
|     KONSERWANTY | 22 |
|     SUROWE RYBY | 22 |
|     PRZETWORY RYBNE | 22 |
|     GOTOWANE WARZYWA | 23 |
|     JEDZENIE DLA LUDZI, RESZTKI Z OBIADU | 23 |
|     SUROWE CIASTO i DROŻDŻE | 23 |
|     KARMA DLA PSÓW | 23 |
| BIBLIOGRAFIA | 24 |

*„Kot nie jada! Czego nie powinny jeść koty!"*

## SPIS GATUNKÓW ROŚLIN

Awokado (*Persea americana*) s. 16

Bakłażan, psianka podłużna, oberżyna (*Solanum melongena*) s. 16
Botwinka (liście) (*Beta vulgaris* L.) s. 16
Bób, wyka bób (*Vicia faba*) s. 18, 23
Brokuł (*Brassica oleracea* var. *botrytis italica*) s. 15
Brukselka (*Brassica oleracea* var. *gemmifera*) s. 15
Brzoskwinia (*Prunus persica* (L.) Batsch) s. 17

Cebula, czosnek cebula (*Allium cepa* L.) s. 15
Ciecierzyca, groch włoski (*Cicer*) s. 18
Cytron, cedrat (*Citrus medica*) s. 17
Cytryna (*Citrus limon*) s. 17
Czereśnia, wiśnia ptasia, wiśnia dzika (*Prunus avium* L.) s. 17
Czosnek (*Allium* L.) s. 15

Fasola (*Phaseolus vulgaris*) s. 18
Fistaszki, orzech ziemny (*Arachis hypogaea* L.) s. 18

Grejpfrut (*Citrus paradisi*) s. 17
Groch (*Pisum sativum*) s. 18
Groch włoski, ciecierzyca (*Cicer*) s. 18
Gruszka (*Pyrus* L.) s. 17
Grzyby (*Fungi*) s.15

Herbata (*Camellia sinensis*) s. 19

Jabłko (*Malus*) s. 17
Jarmuż (*Brassica oleracea* convar. *acephala* var. *sabellica*) s. 15

Kakaowiec (*Theobroma* L.) s. 19
Kalafior (*Brassica oleracea* var. *botrytis*) s. 15
Kalarepa (*Brassica oleracea* var. *gongylodes*) s. 15
Kapusta głowiasta biała (*Brassica oleracea* var. *capitata* f. *alba*) s. 15
Kapusta głowiasta czerwona (*Brassica oleracea* var. *capitata* f. *rubra*) s. 15
Kapusta pekińska (*Brassica pekinensis*) s. 15
Kapusta włoska (*Brassica oleracea* var. *sabauda*) s. 15
Kawowiec, kawa (*Coffea* L.) s. 19
Kukurydza (*Zea*) s. 23

Lima - limonka (*Citrus aurantifolia*) s. 17

Mandarynka (*Citrus reticulata*) s. 17
Miechunka peruwiańska (*Physalis peruviana*) s. 16
Morela (*Prunus armeniaca* L.) s. 17

Oberżyna, bakłażan (*Solanum melongena*) s. 16
Orzach ziemny, arachidowy, fistaszki (*Arachis hypogaea* L.) s. 18
Orzech włoski (*Juglans regia* L.) s. 18
Orzechy makadamia (*Macadamia*) s. 18

Papryka (*Capsicum*) s. 16
Pieczarki (*Agaricus* L.) s. 15
Pomarańcza (*Citrus sinensis*) s. 17
Pomelo (*Citrus maxima* Merr) s. 17

Pomidor (*Solanum lycopersicum*) s. 14, 15
Por (*Allium ampeloprasum* L.) s.15
Psianka podłużna, bakłażan (*Solanum melongena*) s. 16
Psianka ziemniak (*Solanum tuberosum*) s. 14, 16, 23

Rabarbar ogrodowy (*Rheum rhaponticum*) s. 16
Rodzynki (*Vitis vinifera* L.) s. 17

Soczewica jadalna (*Lens culinaris* Medik.) s. 18
Soja (*Glycine* Willd.) s. 16, 18
Soja zwyczajna (*Glycine max* (L.) Merr.) s. 16, 18
Szalotka, czosnek askaloński (*Allium ascalonicum* L.) s. 15
Szczaw zwyczajny (*Rumex acetosa*) s. 16
Szczypiorek (*Allium schoenoprasum* L.) s. 15
Szpinak (*Spinacia oleracea* L.) s. 16

Śliwka (*Prunus* L.) s. 17

Winogrona (*Vitis vinifera* L.) s. 17
Wiśnia (*Prunus* L.) s. 17
Wiśnia ptasia, wiśnia dzika, czereśnia (*Prunus avium* L.) s. 17
Wyka bób (*Vicia faba*) s. 18, 23

Ziemniak, psianka ziemniak (*Solanum tuberosum*) s. 14, 16, 23

## SPIS GATUNKÓW RYB

Dorsz atlantycki (*Gadus morhua*) s. 22

Karmazyn pacyficzny (*Sebastes spp.*) s. 22
Karp (*Cyprinus carpio*) s. 22

Makrela (*Scomber scombrus*) s. 22
Makrela królewska (*Scomberomorus cavalla*) s. 22
Małże (*Bivalvia*) s. 22
Miecznik (*Xiphias gladius*) s. 22
Mintaj, suketo, rdzawiec pacyficzny (*Gadus chalcogrammus*) s. 22
Morszczuk (*Merluccius merluccius*) s. 22

Płoć, płotka (*Rutilus rutilus*) s. 22

Szprot, sardynka norweska (*Sprattus sprattus*) s. 22

Śledź (*Clupea* L.) s. 22

Tuńczyk długopłetwy (*Thunnus alalunga*) s. 22

Witlinek (*Merlangius merlangus*) s. 22

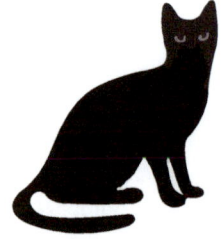

## NIECH NIE ZJADA! NIECH SIĘ TYM NIE BAWI! NIECH ŻYJE DŁUGO I SZCZĘŚLIWIE!

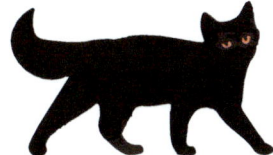

*„Kot nie jada! Czego nie powinny jeść koty!"*

Książka jest dla wszystkich kocich opiekunów chcących zadbać o podopiecznych. Zarówno dla osób kochających zwierzęta i od czasu do czasu dokarmiających koty żyjące na wolności, jak i dla kociarzy na stale mieszkających z nimi (albo u nich☺), kochających i traktujących je jak rodzinę. Podczas wieloletniej opieki nad tymi fascynującymi istotami zebrało się sporo przykładów na ich pomysłowość w poszukiwaniu zabawy, nie zawsze dla nich bezpiecznej! Zdobyte doświadczenie, wsparte dostępnymi publikacjami, prezentuję w niniejszej książce, mając nadzieję, że pomoże ustrzec przed niebezpieczeństwami z naszych kuchni i ogrodu, by pełniej zadbać o dobrostan naszych przyjaciół i własne, dobre samopoczucie.

Podstawowym celem publikacji, która nie jest opracowaniem naukowym, jest **wskazanie roślin: warzyw i owoców, ryb oraz innych produktów,** których niekorzystny wpływ na zdrowie kotów nie zawsze musi być znany. Mogłoby się wydawać, że skoro dla nas ludzi są korzystne, nie powinny szkodzić naszym pupilom. Poza nimi jest cała grupa takich, których nie podalibyśmy podopiecznym do zjedzenia doskonale wiedząc, że mogłyby im zaszkodzić, a które nie zostały umieszczone w tej książce. Należą do nich przechowywane w domach lekarstwa, kosmetyki, perfumy, środki utrzymania czystości jak proszki, czy płyny do czyszczenia toalet lub podłóg, olejki zapachowe, siarka z zapałek, rozpałki do grilla, itp. W przypadku takich produktów warto pamiętać, aby dostęp do nich dobrze zabezpieczyć przed zwierzętami, a jeśli któryś zje, udać się do weterynarza podając jej nazwę lekarzowi.

Decydując się na obecność kota, chcemy zadbać o jego bezpieczeństwo i usunąć wszelkie znane nam źródła zagrożenia. Kot jako istota pomysłowa, ciekawska, wszędobylska, sprytna, taka, która nieustannie szuka zabawy z pewnością i tak dostarczy nam niemało sytuacji, z których będziemy mogli go wyratować:) Kiedyś jednemu z kotków wystawał z pyszczka kawałek sznurka, który memlał próbując połknąć. W ostatniej chwili wyciągnęłam mu całe sznurowadło. Czasem ze zdziwieniem obserwuję jak, nawet dorosłe koty, próbują zjeść łupinki od cebuli, napić się z miski, w której moczy się fasola czy soczewica lub wymiotują wnętrzem kanapy (miękką pianką, gąbką), kawałkami kartonu albo polują na osę. Niektóre rośliny i potrawy koty bardzo chętnie zjadają, i które im służą. Ulubioną rośliną doniczkową moich kotów jest zielistka (*Chlorophytum* Ker Gaw.). Kocurek o imieniu Oliś uwielbia rukolę (która dostarcza kotom miedzy innymi witaminę K) zabiegając o nią jak o najlepszy przysmak. Inne koty, poza rukolą, bardzo chętnie zjadają liście sałaty, albo rzodkiewek. Jednak nie wszystko, co je człowiek, mogą jeść koty.

**W publikacji opisano kilkadziesiąt produktów i roślin, których koty powinny unikać, jednak nie wszystkie.** Pamiętać należy, że wiele roślin w obrębie jednego gatunku ma bardzo liczne odmiany, podgatunki czy rodzaje, które nie zostały umieszczone w niniejszej publikacji. Przykładowo rodzina Psiankowatych (*Solanaceae* Juss.) do których zalicza się między innymi, pomidory, paprykę, bakłażana, czy ziemniaki obejmuje 102 rodzaje liczące ok. 2460 gatunków. Rośliny te występują na wszystkich kontynentach z wyjątkiem okolic okołobiegunowych. Zasiedlają najróżniejsze siedliska od pustyń po wilgotne lasy równikowe. Największe ich zróżnicowanie jest w Ameryce Środkowej i Południowej. Do rodziny tej należy wiele ważnych roślin użytkowych choć nie wszystkie są jadalne także dla człowieka. Do popularnych używek należy tytoń szlachetny.

Ponieważ coraz częściej w sklepach mamy dostęp do egzotycznych roślin sprowadzanych z całego świata, zawsze warto sprawdzić jaki wpływ potrawa lub roślina – owoc lub warzywo, może mieć na naszych podopiecznych.

## W razie jakichkolwiek wątpliwości zawsze warto sprawdzić i skonsultować z lekarzem weterynarii, czy produkt lub roślina, jest bezpieczna dla zdrowia pupila.

### SKĄD POCHODZĄ KOTY?

Przodkiem kotów jest kot afrykański (*Felis lybica*), zwany także kotem nubijskim, które pożywiały się małymi gryzoniami. Domowe koty mają zbliżone zachowania żywieniowe do dziko żyjących przodków. Naukową ciekawostką jest, że koty żyjące bez opieki człowieka dzienne zapotrzebowanie pokarmowe pokrywają w 52% z białka, 46% z tłuszczu, a w 2% z węglowodanów (Bosh i in. 2014). Koty przystosowały się do przetwarzania białka w węglowodany. Proszę zwrócić uwagę, że w składzie komercyjnych karm mamy naprawdę sporo węglowodanów pochodzących z roślin. Koty nie potrzebują i nie muszą jeść węglowodanów. Ich nadmiar prowadzi u nich do otyłości. Biorąc pod uwagę fakt, że koty nie produkują aktywnej witaminy A z beta-karotenu zawartego tylko w roślinach (np. marchwi) dodatek roślinny dodaje karmom, przede wszystkim, kaloryczności.

## MITY I STEREOTYPY

*„Kot nie jada! Czego nie powinny jeść koty!"*

O kocich upodobaniach żywieniowych krąży wiele mitów, często nieprawdziwych, choćby ten z bajki, w której kot chętnie pije krowie mleko. Większość kociąt, około piątego tygodnia życia, traci zdolność efektywnego trawienia mleka (szczególnie zawartych w nim cukrów). Młode kocięta, jeżeli nie piją mleka kociej mamy, to mogą dostawać specjalne kocie mleko. Podawanie mleka dorosłym kotom, poza fermentowanymi produktami mlecznymi, może być przyczyną niestrawności i biegunek.

Innym mitem, jest ten, że zwierzę wie, co jest dla niego dobre, ponieważ kieruje się instynktem. Nie zawsze jest to zgodne z rzeczywistością. Koty z natury są bardzo ciekawskie, zwłaszcza, gdy są młode, i próbują wszystkiego, co znajdą. Jest to rodzaj zabawy, poza zapasami pomiędzy sobą, która ma przygotować je do dorosłego życia. Na marginesie dodam, że obserwując takie „zmagania" kotów, czasem, można zadać sobie pytanie, czy to jeszcze jest zabawa?
To kocia mama uczy kocięta, co jest dla nich bezpieczne. Młode naśladując jej zachowanie uczą się, co mogą jeść. Podobnie jak u ludzi, dzieci uczą się przez obserwację. Jeżeli dziecko słyszy, „nie przechodzi się na czerwonym świetle", ale widzi, że większość dorosłych przechodzi, to ostatecznie samo też przejdzie, ponieważ silniejszy od sloganu jest przykład. Koty uważają ludzi za część społeczności, choć traktują inaczej aniżeli inne koty i bardzo często zdarza się, że próbują tego, co my jemy, dlatego to na nas spada obowiązek dbania o ich menu.
Bywa, że takie ciekawskie kotki, poza swoją karmą, upolują to, co mamy w kuchni, na okiennym parapecie albo w domowym ogródku. Zwłaszcza jeśli nie wychodzą na zewnątrz, a nasze mieszkanie, to ich cały świat. Dla kota mieszkanie nie musi być duże, ważne, by było ciekawe i zawierało drapaki, schowki, albo możliwość wspięcia się wyżej. Czasem zdarza się, że zwierzęta zjadają toksyczne dla nich pokarmy ponieważ przypominają im kształtem czy zapachem coś innego, lub dlatego, że są ich ciekawe, podczas zabawy, z nudów albo zupełnie bez powodu.

Jest też wiele informacji, które, wydają się oczywiste, ale może takie nie są? Starając się jak najlepiej zadbać o kociego przyjaciela i sprawić mu przyjemność, czasem nieświadomie mu szkodzimy.
Zawsze warto eliminować z kociej diety, jedzenie zawierające konserwanty (patrz WĘDLINY – KONSERWANTY), czy sztuczne dodatki do żywności i barwniki.

**Zanim podzielisz się tym, co sam jadasz, sprawdź, czy jest to dla kota odpowiednie.**

## KILKA SŁÓW O ODŻYWIANIU

Częsta jest teoria o naturze i o tym, że to, co naturalne jest najlepsze. Należy jednak brać pod uwagę, że rozwój wiedzy przełożył się na długość i jakość życia zarówno ludzi jak i zwierząt. Niejednokrotnie zwierzęta w naturze żyją krócej, bywają niedożywione i schorowane. Bywa, że maluchy odkrywając świat spróbują szkodliwej dla nich rośliny, a pamięć ciała pozwoli im unikać jej w przyszłości. Wiele z tego, co można znaleźć w naszej kuchni, koty w środowisku naturalnym, po prostu nie napotkają, jak w przypadku awokado, czy orzechów makadamia. Nie znając ich, mogą nie mieć instynktu, który podpowiada, czego lepiej nie zjadać. **Należy zwracać przede wszystkim uwagę na młode kocięta, ale także na te, które przejawiają nietypowe zachowania i mają tendencję do testowania i zjadania różnych, „dziwnych" pokarmów.**

Wraz z rozwojem i poszerzaniem wiedzy na temat diety człowieka zwracamy większą uwagę na dietę najkorzystniejszą dla naszych braci mniejszych. Dotyczy to nie tylko zwierząt hodowlanych, ale także domowych przyjaciół psów i kotów. Mimo, że przez wiele pokoleń psy otrzymywały resztki z obiadu, dziś wiadomo, że pokarm dla ludzi nie jest dla nich odpowiedni. I chociaż, w procesie adaptacji, organizmy psów przystosowały się do lepszego trawienia roślinnych pokarmów, to nadal nie jest to optymalny sposób na ich żywienie. Natomiast koty nie przystosowały się do trawienia produktów roślinnych. Dieta oparta na codziennej, sporej porcji gotowanego ryżu, makaronu lub ziemniaków, nie tylko, nie pokrywa zapotrzebowania na niezbędne składniki odżywcze (bez zbilansowania z innymi składnikami), ale też, jest dla nich zbyt kaloryczna, prowadząc do nadwagi. Do tego pożywienie dla ludzi zawiera duże ilości soli. Ponieważ zarówno psy jak i koty mają bardzo mało gruczołów potowych, nie pozbywają się soli tak intensywnie, jak ludzie. U kotów gruczoły potowe występują tylko na poduszkach łapek i w śladowych ilościach na podbródku i przy wargach. Nadmiar soli może u nich prowadzić do zatrucia i ma negatywny wpływ na pracę serca.

**Zatem, najlepiej jeżeli, nie ignorując natury, będziemy korzystać ze zdobytej wiedzy, aby w pełni odpowiedzieć na biologiczne potrzeby zwierząt.**

## WĘGLOWODANY - SKROBIA

Koty to bezwzględni mięsożercy, inaczej określani jako mięsożercy obligatoryjni, czyli tacy, którzy nie jest zdolny do przetrwania na diecie wegetariańskiej. Głównie dlatego, że nie zapewni mu ona przyswajalnej witaminy A, tauryny i kwasu arachidonowego (jest to niezbędny kwas tłuszczowy będący strukturalną częścią komórek ciała). Przyswajalną przez koty formę tych składników, może on znaleźć jedynie w tkankach zwierzęcych. Wynika to bezpośrednio ze sposobu funkcjonowania kociego organizmu. Koty nie mają zdolności syntezy powyższych związków z roślin. Cały ich układ pokarmowy, począwszy od szczęki (nieprzystosowanej do przeżuwania roślin), jest przystosowany do trawienia pokarmu mięsnego.

Koty źle tolerują skrobię (węglowodany) i nie mają receptora słodkiego smaku. Posiadają zaledwie około 500 (pięciuset) kubków smakowych, podczas gdy człowiek ma ich około 10 000. Smak słodki jest głównie pochodzenia roślinnego, dlatego zdolność jego rozróżniania nie była kotom potrzebna, skoro nie korzystają z węglowodanów jako źródła pożywienie i energii.

Chociaż zagadnienie prawidłowej, zbilansowanej diety nie jest przedmiotem tej publikacji dodam, że dobra sucha lub mokra karma dla kotów powinna zawierać jak najwięcej mięsa, jednak bardzo często dodatkiem są rośliny zawierające węglowodany. Warzywa zawierające SKROBIĘ mogą powodować bóle brzucha oraz wzdęcia.

Na stronie producenta karmy lekarz weterynarii dr Michał Ceregrzyn, specjalizujący się w żywieniu psów i kotów wyjaśnia, że „U kotów strawność skrobi poddanej odpowiedniej obróbce (rozdrobnieniu, gotowaniu) wynosi nawet 94%. Oznacza to, że węglowodany zawarte w diecie kotów w odpowiednich ilościach (do 42% suchej masy) są wartościowym składnikiem dostarczającym energii".

Ugotowane ziemniaki, kukurydza, czy warzywa strączkowe nie są trujące, ale nie powinno się ich podawać, zwłaszcza jeżeli równocześnie otrzymują suchą karmę z wysoką zawartością węglowodanów, ponieważ jako „składnik dostarczający energii" w dłuższym czasie może prowadzić do otyłości i cukrzycy.

Trwają testy nad alternatywnym rozwiązaniem w postaci sztucznie wytwarzanego mięsa (jest to mięso komórkowe), które eliminuje cierpienie i zabijanie zwierząt.

**Karmienie kotów mięsem to uszanowanie ich natury mięsożernego zwierzęcia, które wpisuje się w dbałość o dobrostan życia zwierząt.**

## WODA

Fizjologiczne zapotrzebowanie na wodę to u kota 45ml/kg m.c./dzień. Młode koty piją więcej i mogą wypijać do 50ml wody/ kg m.c./dzień. Dorosłe wypijają około 30 ml/ kg m.c./dzień, a starsze jeszcze mniej. Dobrze jest wspierać kocie picie rozstawiając miski z wodą na ich szlakach, by mogły ją upolować lub montując poidełka-fontanny, ponieważ koty chętnie piją wodę, która się porusza. Zauważyłam też, że woda w szklanych miskach, grą świateł, bardziej przyciąga ich uwagę. Warto wziąć pod uwagę, że koty nie lubią, gdy woda stoi w pobliżu pożywienia.

**Gwałtowna zmiana zachowania może być sygnałem alarmowym i zawsze powinna wzbudzić nasze zainteresowanie.**

## KOTÓW NIE GŁODZIMY!

Koty powinny spożywać małe posiłki, ale często. Te, które same muszą dbać o pożywienie, po udanych łowach, jedzą nawet dwadzieścia (20) małych posiłków dziennie. Na ich pożywienie składają się głównie gryzonie, ptaki i owady (nawet do 6% diety). Trawa jest głównie sposobem na pozbycie się sierści, choć specjalna mieszanka zburz dla kota (sprzedawana jako „kocia trawa"), zawiera niewielkie ilości kwasu foliowego, ważnego dla funkcjonowania układu nerwowego, błonnik, witaminę A wspomagającą wzrok, D wspierającą odporność oraz aminokwasy i sole mineralne.

Niezależnie, czy jest to głodówka przymusowa, czy spowodowana stanem chorobowym. Jeżeli kot przestaje jeść i przez dobę nic nie przyjmuje, to nie należy tego bagatelizować i najlepiej skonsultować się z lekarzem weterynarii.

**Utrata apetytu to często pierwszy i jedyny sygnał wielu chorób.**

*„Kot nie jada! Czego nie powinny jeść koty!"*

## SYNDROM PICA

Możliwe, że słyszeliście o **syndromie pica** z łacińskiego *parorexia pica*, co oznacza „spaczone łaknienie", a pochodzące od nazwy sroki zwyczajnej: *Pica, pica*. Jest to zaburzenie zachowania polegające na zjadaniu przedmiotów lub substancji, które są niejadalne. Warto o nim wiedzieć, by ewentualnie zdiagnozować taką tendencję u swojego pupila.

**Na szczęście dotyczy ono niewielkiej części populacji kotów.**

Jeśli mamy do czynienia z zaburzeniem o mało nasilonym przebiegu, kot zjada określony materiał, o ile jest on akurat dostępny. Przy nasilonym, kot poszukuje okazji do zjedzenia tego materiału. Może wtedy grzebać w śmieciach, w szafkach, szperać po kątach, aby znaleźć to, na co akurat ma fazę. Przykładowo, może to być określony materiał, na przykład folia, w każdej możliwej postaci: worek foliowy, siatka, plastikowe pudełko lub inne opakowanie. Zwierzęta z tym zaburzeniem podgryzają kanapy, waciki i patyczki do uszu albo zjadają grysik (piasek, żwirek) z kuwety. Bywa też, że zwierzak nie szuka określonego tworzywa, ale kształtu.

Syndromem pica nie jest przypadkowe przeżuwanie i połykanie piórka z kociej zabawki (np. wędki), ponieważ nie jest to objaw zaburzenia, ale zwyczajnie kocia natura.

Warto zwrócić uwagę, że nasz pupil jest najczęściej od nas wielokrotnie mniejszy, więc to, co w naszej opinii jest niewielką ilością, w przełożeniu na jego masę ciała, może okazać się naprawdę ogromną dawką. Warto o tym pamiętać i usuwać z kociego zasięgu wszelakie szkodliwe substancje i przedmioty. Zagrożeniem dla kociaków mogą być nasiona, na przykład jabłek, czy gruszek zawierające silnie trujący kwas pruski, także ze względu na podobieństwo do suchej karmy (jeśli taką karmimy zwierzęta).
Naukowcy nie określili jednoznacznej przyczyny syndromu pica, wskazując, że może być uwarunkowane genetyczne lub związane z lękiem, niepokojem albo wskazywać na jakieś stany chorobowe. Pica może być objawem innych problemów zdrowotnych, w tym także anemii. Lizanie lub obgryzanie ścian, które można by uznać za niedobór wapnia, jest raczej niedoborem żelaza, mogącym prowadzić do anemii. Ustalenie dokładnej przyczyny zaburzenia nie zawsze jest możliwe, ponieważ wiele przyczyn może się na siebie nakładać.

**Jeżeli zwierzak przejawia, nietypowe dla siebie, niepokojące zachowania zawsze należy skonsultować się z lekarzem weterynarii.**

## DAWKA

Wykłady o truciznach i ich działaniu, w których uczestniczyłam w ramach studiów uniwersyteckich, potwierdziły tezę dotyczącą dawki postawioną przez Paracelsusa, którego uważa się za ojca toksykologii. Pisał on *„Cóż jest trucizną? Wszystko jest trucizną i nic nie jest trucizną. Tylko dawka czyni, że dana substancja jest trucizną"* (łac. *Omnia sunt venena, nihil est sine veneno. Sola dosis facit venenum*)
Zatem o reakcji na organizm kluczowa wydaje się, nie tylko sama substancja, ale też, a może przede wszystkim **dawka, w przełożeniu na masę ciała**. Istnieje wiele substancji, które w małych dawkach leczą, podczas gdy w większych są trujące. Praktycznie każdy lek, w odpowiednio dużej dawce, może wywołać szkodliwe działanie i stać się trucizną. Także witaminy, których zarówno niedobór jak i nadmiar jest szkodliwy. Przy czym, wiele zależy również od ogólnego stanu organizmu naszych podopiecznych, jego indywidualnych cech i odporności. Ma na to wpływ zarówno gatunek, rasa jak i czy zwierzę zjadło przedtem jakiś posiłek, czy jest na czczo.

Zaproponowany podział na trzy kategorie ma na celu zwrócenia baczniejszej uwagi, na niektóre produkty. Pamiętać należy, że na reakcję organizmu na produkt lub roślinę i zawartą w niej substancję czynną, ma wpływ tak wiele czynników, których nie sposób tu wymienić, że kategorie są zaledwie wskazaniem, możliwego stopnia ich szkodliwości, a i tak

**dużo zależeć będzie od indywidualnej wrażliwości zwierzęcia.**

W poniższej tabeli umieszczono substancje i związki chemiczne, które mogą być trujące dla kotów. Są to ułożone alfabetycznie, niektóre związki zawarte w produktach spożywczych opisanych w niniejszej książce. Do każdej substancji podano przykładowe ich występowanie, a także możliwy, specyficzny wpływ na organizm zwierząt. Kolorem przypisano do potencjalnej grupy szkodliwości.

Ponieważ większość zatruć daje podobne symptomy ich objawy umieszczono w osobnym, następnym rozdziale (str. 11).

| SUBSTANCJA ZWIĄZEK CHEMICZNY | PRZYKŁADOWE WYSTĘPOWANIE | WPŁYW |
|---|---|---|
| ??? – nie wiadomo | WINOGRONA, RODZYNKI | Zatrucie. Symptomy: Niewydolność nerek, biegunka, która może prowadzić do odwodnienia. |
| ??? – nie wiadomo | ORZECH MAKADAMIA ORZECHY WŁOSKIE | Zatrucie. Symptomy: osłabienie, wymioty, drgawki itp. Pojawia się w ciągu 12 godzin od ich spożycia. Na szczęście symptomy zazwyczaj ustępują samoistnie w ciągu 48 godzin. |
| ALKALOIDY: - TEOBROMINA, - KOFEINA, - SOLANINA - SOLASONINA, - TOMATYNĄ, - ATROPINA | CZEKOLADA ZIEMNIAKI (niedojrzałe, surowe bulwy, skórka, łodygi, pędy) POMIDORY (nasiona, liście, łodygi, niedojrzałe owoce) MIECHUNKA, BAKŁAŻAN | Zatrucie. Symptomy: niepokój i pobudzenie, trudności z oddychaniem, zaburzenia rytmu serca, wymioty, biegunka, drżenie mięśni. W niektórych przypadkach może dojść nawet do śmierci pupila na skutek uszkodzenia nerek. |
| ALKOCHOL, ETANOL | Napoje alkoholowe, lekarstwa, słodycze, płyn do płukania jamy ustnej | Zatrucie. Symptomy: neurologiczne, apatia, uspokojenie, hipotermia, kwasica metaboliczna. W ciężkich przypadkach zwierzęta mogą zapaść w śpiączkę, pojawiają się także poważne zaburzenia oddychania. |
| AMANITA | GRZYBY, PIECZARKI | Zatrucie. Symptomy: drgawki, trudności z poruszaniem się, osowiałość, przyspieszony oddech, biegunki, wymioty i ślinotok. Może powodować uszkodzenie nerek, niewydolność wątroby, a w skrajnych przypadkach nawet śmierć zwierzęcia! |
| AMIGDALINA w organizmie przekształca się do CYJANOWODORU, tj. KWASU PRUSKIEGO | WISNIE, ŚLIWKI, KAKI, PESTKI, możliwe przenikanie do miąższu owoców: JABŁKA, GRUSZKI, BRZOSKWINIE, MORELE | Zatrucie może prowadzić do blokowania oddychania na poziomie komórkowym! Symptomy: wymioty, ślinotok, przyspieszona akcja serca i oddech o zapachu migdałów, zauważalny niepokój zwierzęcia, a nawet utrata przytomności i śmierć. |
| ATROPINA (alkaloid) | POMIDOR, MIECHUNKA, BAKŁAŻAN | Zatrucie. Patrz ALKALOIDY |
| AWIDYNA (enzym) | BIAŁKO JAJA | Zmniejsza wchłanianie biotyny (witamina B7), której niedobór może prowadzić do problemów ze skórą i sierścią, a także biegunek, co znów może być przyczyną niebezpiecznego dla kota odwodnienia. |
| FRUKTOZA | OWOCE, MIÓD | Wydalana z moczem. Przy nadmiarze może tworzyć ostre kryształki, uszkadzające mechanicznie i zwiększyć prawdopodobieństwo infekcji dróg moczowych. |
| GLUKOZA | OWOCE, CUKIER (SACHAROZA), SŁODYCZE | Łatwo o nadmiar, może prowadzić do otyłości |
| KOFEINA | KAWA, HERBATA | Zatrucie. Intensyfikuje działanie teobrominy. |
| KONSERWANTY | WĘDLINY, JEDZENIE DLA LUDZI, RESZTKI Z OBIADU, CHIPSY | Zaburzenia przemiany materii. Zatrucie. Niekorzystny wpływ na serce i nerki. |
| KSYLITOL | OWOCE (np. MALINY, TRUSKAWKI, BORÓWKI, CZARNA PORZECZKA, KAKI), KALAFIOR, KAPUSTNE, SŁODYCZE, SŁODZIKI, GUMY DO ŻUCIA, PSATY DO ZĘBÓW | Zatrucie. Symptomy: zaburzenia koordynacji, wymioty, spadek poziomu cukru we krwi, ospałość, drgawki, a nawet śpiączka. Gwałtownie obniża poziom glukozy we krwi. (Bardzo niebezpieczny dla psów). Może prowadzić do uszkodzenia i niewydolności wątroby, co staje się przyczyną śmierci zwierzęcia. |
| KWAS CYRYNOWY $C_6H_8O_7$ | CYTRUSY np. CYTRYNA, POMARAŃCZA, GREJPFRUT | Zatrucie. Symptomy: duże ilości mogą prowadzić do biegunki, wymiotów i uszkodzenia ośrodkowego układu nerwowego. |

| | | |
|---|---|---|
| KWAS PRUSKI | | Patrz AMIGDALINA |
| KWAS SZCZAWIOWY | | Patrz SZCZAWIANY |
| LAKTOZA | MLEKO KROWIE | Spora część kotów po 12 tygodniach (3 miesiące) traci zdolność trawienia tego cukru obecnego w mleku. Symptomy: biegunka, może prowadzić do odwodnienia. |
| LAKTYNA | Nasiona POMIDORA | Symptomy: podrażnia kocią śluzówkę. |
| METYLOKSANTYNY | CZEKOLADA | Zatrucie. Patrz AKLALOIDY |
| OLEJKI ETERYCZNE | CYTRUSY np. CYTRYNA, POMARAŃCZA, GREJPFRUT | Zatrucie. Symptomy: wymioty, biegunka, apatia. |
| PERSIN, PERSYNA | AVOKADO (skórka, pestka, liście, kora) | Stwierdzono zatrucie u psów. Symptomy: biegunki i wymioty. |
| PSORALEN $C_{11}H_6O_3$ | CYTRUSY np. CYTRYNA, POMARAŃCZA, GREJPFRUT, FIGOWIEC, PASTERNAK, MARCHEW, SELER, PIETRUSZKA | Zatrucie. Symptomy: większe ilości mogą prowadzić do biegunki, wymiotów. |
| SAPONINY | NASIONA np. POMIDORA, ROŚLIN STRĄCZKOWYCH | Zatrucie. Symptomy: podrażnia śluzówkę, może powodować problemy z sercem, drgawki i śmierć. |
| SKROBIA | Gotowane: ZIEMNIAKI, BÓB, FASOLA KUKURYDZA GROSZEK | Nadmiar prowadzi do otyłości. |
| SOLANINA (alkaloid) | ZIEMNIAKI (niedojrzałe, surowe bulwy, skórka, łodygi, pędy), MIECHUNKA | Zatrucie. Symptomy: zaburzenia żołądkowo-jelitowe: nudności, wymioty, biegunka. Wpływa na układ nerwowy, co może wywołać osłabienie i zawroty. Patrz ALKALOIDY. |
| SOLASONINA (alkaloid) | BAKŁAŻAN | Patrz SOLANINA. |
| SÓL | WĘDLINY, JEDZENIE DLA LUDZI, RESZTKI Z OBIADU | Zatrucie. Symptomy: nadmiar może powodować zaburzenia przemiany materii, choroby serca i nadciśnienie oraz wpływać na nerki. |
| SZCZAWIANY | SZCZAW, RABARBAR, SZPINAK, SOJA, BOTWINKA (liście), KAWA, HERBATA, MIGDAŁY, ORZESZKI ZIEMNE | Zatrucie. Symptomy: może powodować niedobory wapnia. Przy nadmiarze tworzy kamienie o ostrych kształtach mogących uszkadzać mechanicznie i prowadzić do problemów z pęcherzem i nerkami. |
| TANINY | HERBATA, KAWA | Zatrucie. Symptomy: mogą podrażniać układ pokarmowy, powodując wymioty i biegunki. |
| TEINA | HERBATA | Patrz KOFEINA |
| TEOBROMINA | CZEKOLADA | Zatrucie. Symptomy: niepokój i pobudzenie, trudności z oddychaniem, zaburzenia rytmu serca, wymioty, biegunka, drżenie mięśni. W niektórych przypadkach może dojść nawet do śmierci pupila na skutek uszkodzenia nerek. |
| TIAMINAZA (enzym) | SUROWE RYBY np. SZPROT ŚLEDŹ, KARP, MAKRELE, MINTAJ, PŁOĆ, MORSZCZUK, TUŃCZYK Z PUSZKI, DROŻDŻE | Blokuje działanie witaminy B1. Symptomy: może objawiać się utratą apetytu, osłabieniem organizmu, problemami z sercem i układem nerwowym. |
| TOMATYNA (alkaloid) | POMIDORY (nasiona, liście, łodygi, niedojrzałe owoce) | Patrz SOLANINA. |
| TRIOX - TLENEK TRÓJETYLOAMINY | CZĘŚĆ RYB np. MINTAJ MORSZCZUK, WITLINEK, TUŃCZYK Z PUSZKI | Przekształca żelazo (Fe) w nieprzyswajalną dla organizmu postać. Symptomy: osłabienie, awitaminoza, anemia. |
| ZWIĄZKI SIARKI | CZOSNEK, CEBULA, SZCZYPIOREK, POR, KONSERWANTY | Zatrucie. Związki siarki mogą doprowadzić do dyskomfortu trawiennego i bolesnych wzdęć. Dwusiarki, o silnych właściwościach utleniających powodują rozpad czerwonych krwinek. Mogą być przyczyną anemii, uszkodzenia wątroby oraz nerek. |

Tabela 1. Substancje i związki chemiczne szkodlie dla kotów.

## OBJAWY ZATRUĆ

Koty najczęściej manifestują zatrucie w sposób gwałtowny i charakterystyczny. Jak już wspomniano reakcja i jej intensywność zależy w dużej mierze od rodzaju i ilości toksyny.

Najczęstsze objawy zatruć to:

- Wymioty
- Biegunka
- Ślinotok
- Naprężenie całego ciała
- Krwiomocz
- Utrata apetytu
- Apatia lub nerwowość (z agresją włącznie)
- Zażółcenie lub bladość błon śluzowych
- Szybkie tętno
- Wysoka temperatura
- Chowanie się, unikanie ludzi i zwierząt

## CO ROBIĆ, GDY ZAUWAŻYMY ZATRUCIE U KOTA?

Po pierwsze: **NIE CZEKAĆ!**
Udać się natychmiast po pomoc do lekarza weterynarii. W przypadku zatrucia u kota cenna może być każda minuta.

Po drugie: **SPRAWDZIĆ, CO MOGŁO BYĆ PRZYCZYNĄ ZATRUCIA!**
Informacja ta bardzo pomoże lekarzowi, który będzie udzielał pomocy.

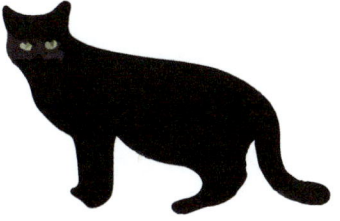

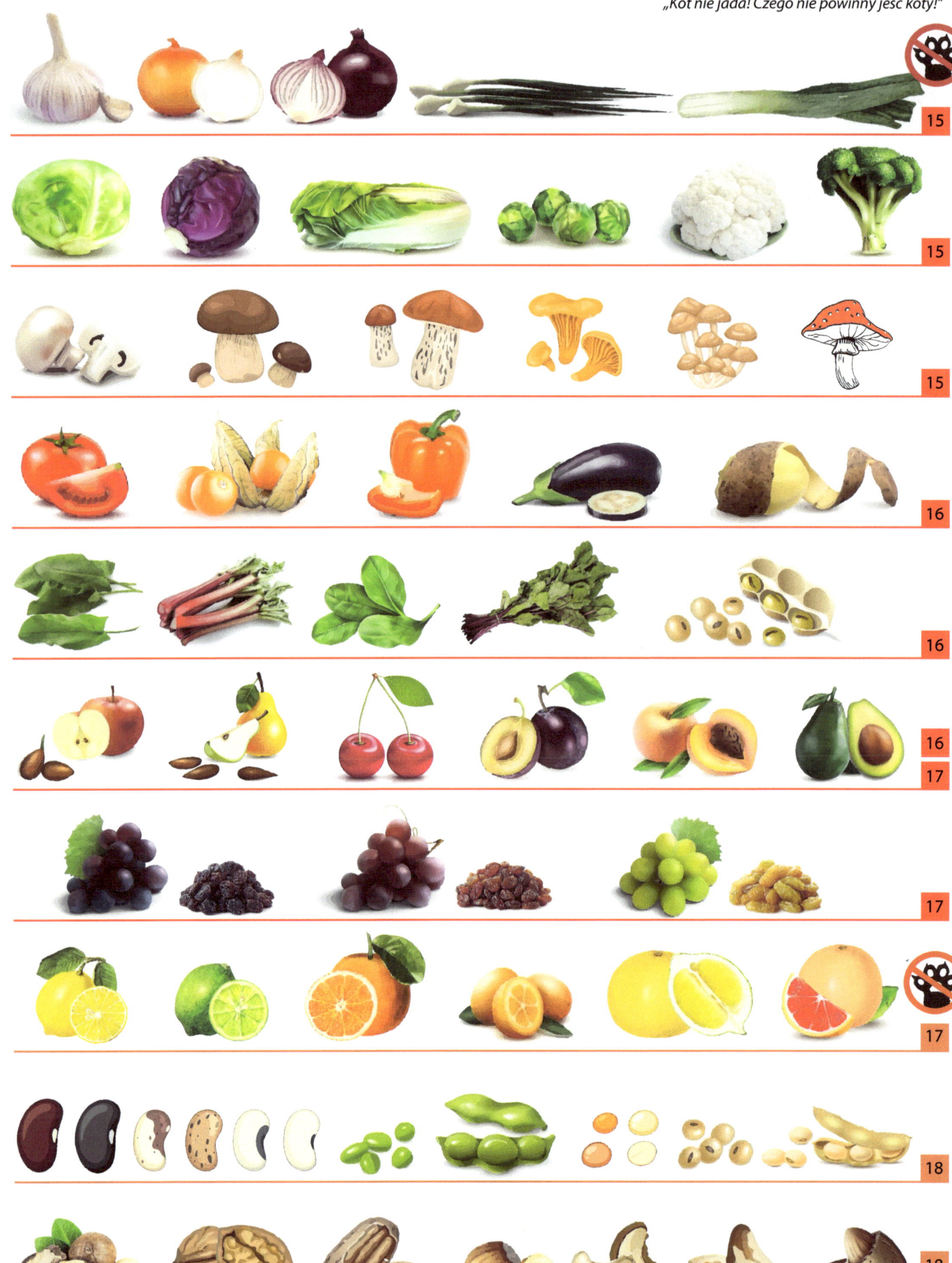

„Kot nie jada! Czego nie powinny jeść koty!"

„Kot nie jada! Czego nie powinny jeść koty!"

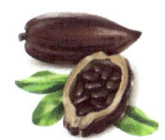 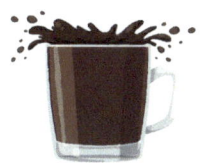 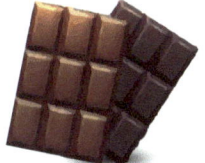 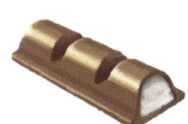  

19

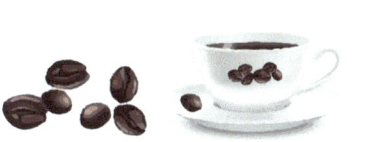 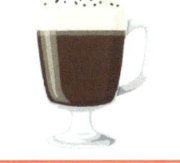 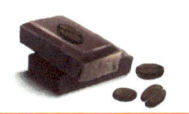 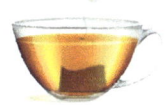 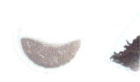 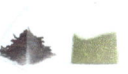

19

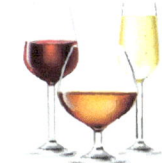 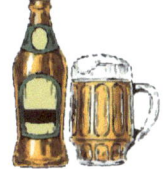 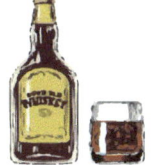 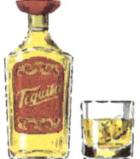 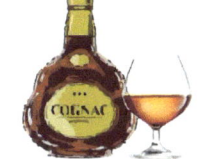 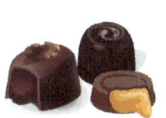

19

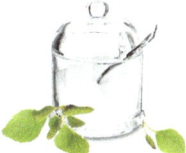 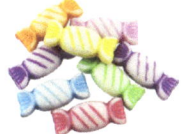 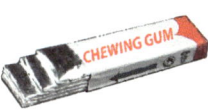 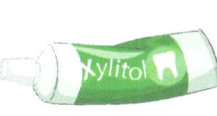 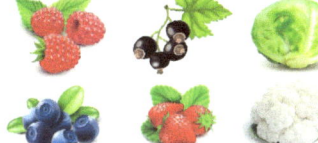

20

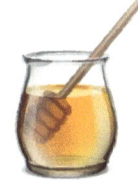 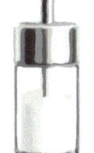 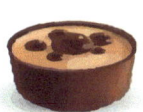 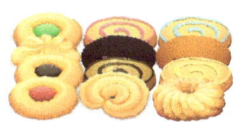  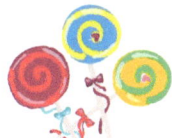 

20

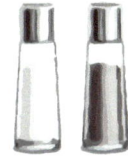 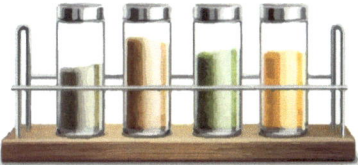 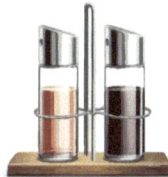 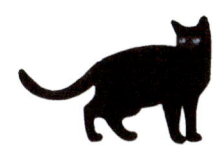 

20

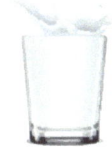 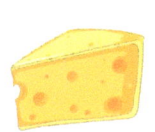  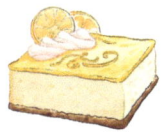  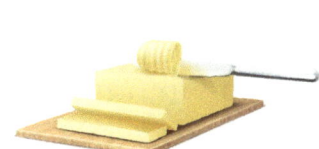 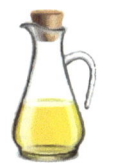

21

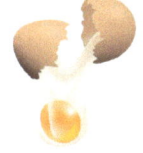 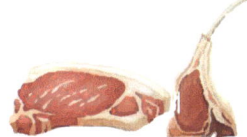 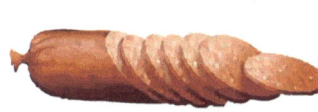 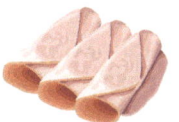 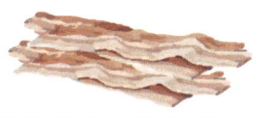

21

22

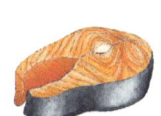 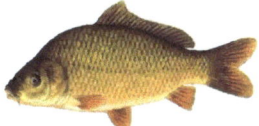 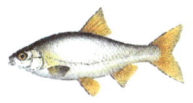 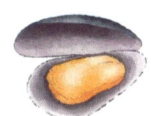 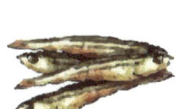 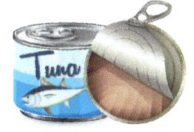

22

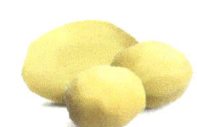 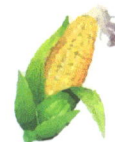 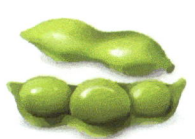 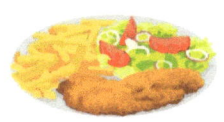 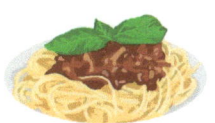 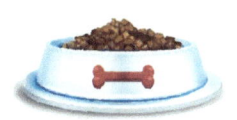

23

23

*"Kot nie jada! Czego nie powinny jeść koty!"*

## PODZIAŁ NA STOPNIE SZKODLIWOŚCI

Produkty podzielone zostały na trzy kategorie ponieważ niektóre substancje mogą być bardzo silnie trujące lub toksyczne dla kota, inne szkodzić w perspektywie średnio i długoterminowej, prowadząc do poważnych chorób albo otyłości, jeśli są spożywane w sposób ciągły i w dużych ilościach.

Niekorzystne rośliny: warzywa i owoce, ryby i inne produkty zostały opisane w grupach, tworzących rodziny lub z różnych rodzin, za to zawierających te same szkodliwe substancje albo mających podobne oddziaływanie na kocie organizmy.

Niektóre produkty, w zależności od tego, czy są surowe, czy gotowane mają inne substancje wpływające na kocie organizmy, dlatego na przykład ziemniaki zostały umieszczone dwukrotnie.

Należy brać pod uwagę, że przedstawiony w książce szkodliwy składnik może zostać przetworzony lub stanowić część innej potrawy i nadal będzie niekorzystnie wpływać na zdrowie kota.

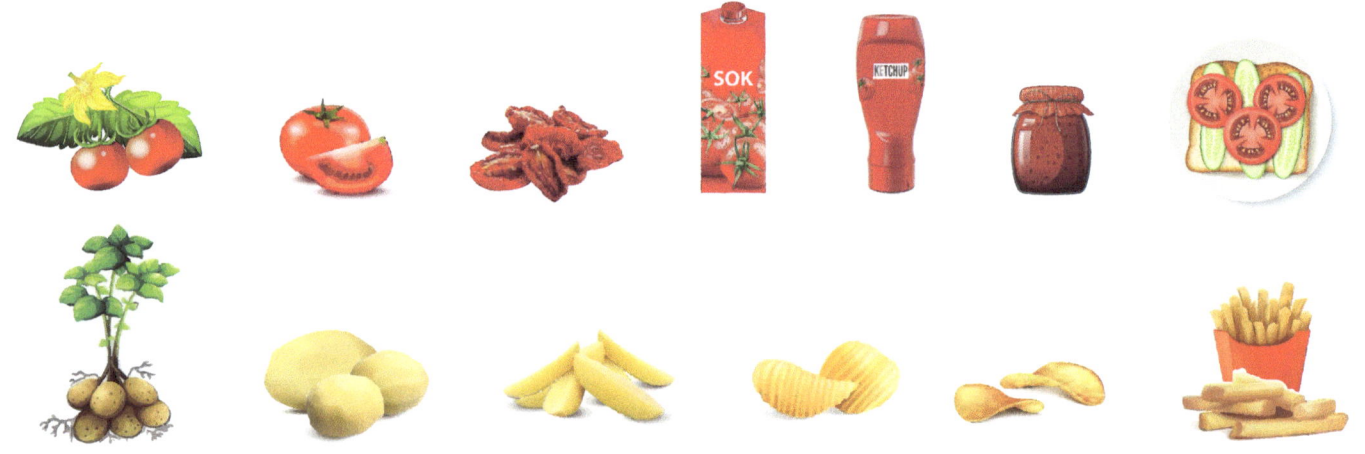

▌ Kolorem czerwonym oznaczono najbardziej niebezpieczne, bo wykazujące najsilniejszą i najszybszą reakcję organizmu na negatywny czynnik. Określane jako silnie trujące, czy toksyczne i prowadzące do zatruć.

▌ Pomarańczowym działające niekorzystnie, trujące, podrażniające lub osłabiające organizm.

▌ Kolorem żółtym oznaczono produkty niewskazane, powodujące zaburzenia trawienia. Nawet jeśli najmniej szkodliwe, bo nie powodują bezpośredniego zatrucia, to lepiej byłoby trzymać kota z dala od nich.

**Biorąc pod uwagę informacje z wcześniejszych rozdziałów, podane kategorie i podział proszę przyjąć za umowny i nie traktować jako ostateczny.**

Wiedząc, czego nie może lub czego nie powinien jeść kot, możemy lepiej zadbać o zdrowie i dobre samopoczucie kota oraz własne. Ponieważ na temat szkodliwości niektórych pokarmów znajdziemy wiele, często sprzecznych opinii, jak choćby na temat jabłek. Są informacje o korzyściach z ich podawania kotom, od czasu do czasu, a nie są zalecane ze względu na zawartą w pestkach amigdalinę (patrz PESTKI I OWOCE s.17) i ewentualną możliwość przenikania jej do miąższu. Krojąc owoce warto sprawdzić czy nie została pokrojona pestka i zastanowić się czy dawka jest istotna w stosunku do masy ciała kota. Jest to ważne, ponieważ amigdalina po przekształceniu w cyjanek działa na poziomie komórkowym. Wybór należy do nas.

**Ostatecznie, zawsze warto skonsultować się z lekarzem weterynarii.**

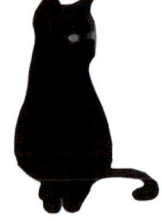   

*"Kot nie jada! Czego nie powinny jeść koty!"*

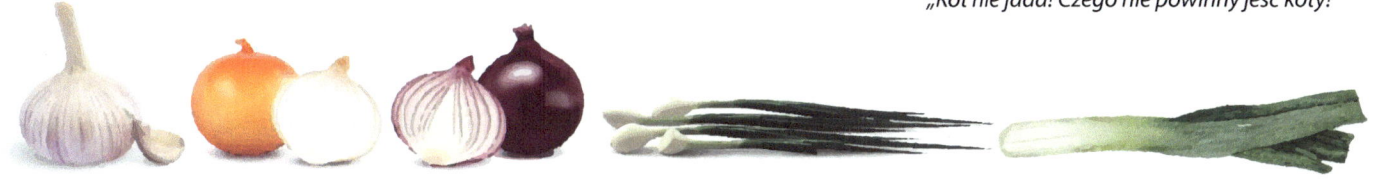

## CZOSNEK, CEBULA, SZALOTKA, SZCZYPIOREK, POR

Czosnek (*Allium* L.)
Cebula, czosnek cebula (*Allium cepa* L.)
Szalotka, czosnek askaloński (*Allium ascalonicum* L.)
Szczypiorek (*Allium schoenoprasum* L.)
Por (*Allium ampeloprasum* L.)

dawka toksyczna to **5-10g /1kg** masy ciała zwierzęcia
dawka toksyczna: świeża **5-10g/1kg**; ekstrakt **1,25ml/1kg** masy ciała

Rośliny z **rodziny amarylkowatych** zawierające związki siarki, są silnie trujące zarówno surowe, gotowane jak i suszone. Wszystkie rodzaje cebuli i czosnku, surowe lub gotowane, nawet te w proszku lub jako dodatek na pizzy lub w sosie, zagrażają życiu twojego kota! Zawarty w nich tiosiarczan jest trujący dla kotów i psów.

Związki siarki mogą doprowadzić do dyskomfortu trawiennego i bolesnych wzdęć. Dwusiarki, o silnych właściwościach utleniających powodują rozpad czerwonych krwinek co prowadzi do anemii hemolitycznej, która powoduje zatrucie. Mogą być przyczyną uszkodzenia wątroby oraz nerek.

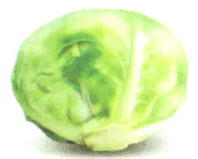 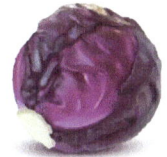 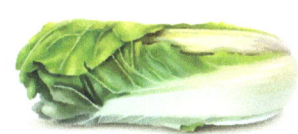 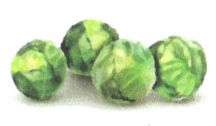 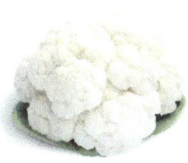 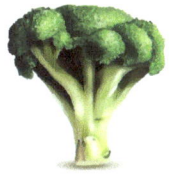

## WARZYWA KAPUSTNE, KALAFIOR, BROKÓŁ

Kapusta głowiasta biała (*Brassica oleracea var. capitata f. alba*),
Kapusta głowiasta czerwona (*Brassica oleracea var. capitata f. rubra*),
Kapusta włoska (*Brassica oleracea var. sabauda*),
Kapusta pekińska (*Brassica pekinensis*),
Brukselka (*Brassica oleracea var. gemmifera*),
Kalafior (*Brassica oleracea var. botrytis*),
Brokuł (*Brassica oleracea var. botrytis italica*),
Kalarepa (*Brassica oleracea var. gongylodes*),
Jarmuż (*Brassica oleracea convar. acephala var. sabellica*).

Warzywa kapustne są **ciężkostrawne, mocno wzdymające, powodujące dyskomfort i zaburzające pracę układu trawiennego**. Bardzo często ich spożycie kończy się dla czworonogów poważną niestrawnością, biegunką i wymiotami.

Kalafior dodoatkowo zawiera KSYLITOL, który gwałtownie obniża poziom glukozy we krwi. (Ksylitol jest bardzo niebezpieczny dla psów!).

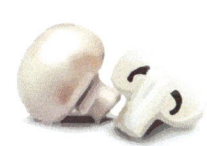 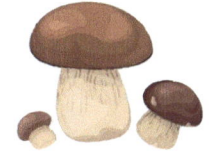 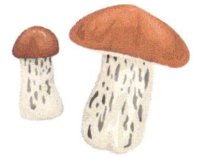 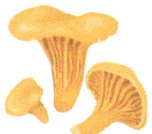 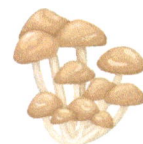 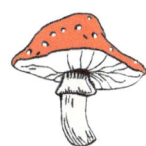

## GRZYBY

**WSZYSTKIE!** Zarówno jadalne jak i trujące. Są silnie trujące zarówno surowe, gotowane jak i suszone.
Grzyby są bardzo niebezpieczne dla kotów i należy pilnować, by nie miały z nimi żadnego kontaktu. Spożycie choćby nieznacznej ilości może spowodować odwodnienie, wymioty, czy problemy z chodzeniem. Poważnymi skutkami spożycia przez pupila grzyba może być uszkodzenie nerek lub niewydolność wątroby! Nawet lizanie grzybów, polizanie na przykład pieczarki, może skończyć się bardzo źle. Jedynie szybka interwencja weterynarza może przywrócić do normy koci stan zdrowia.

*„Kot nie jada! Czego nie powinny jeść koty!"*

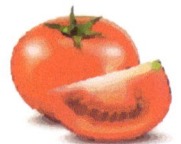 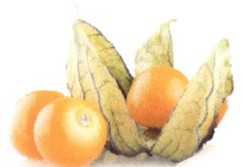 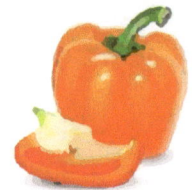 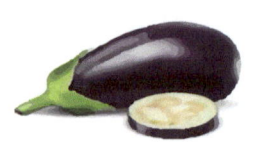 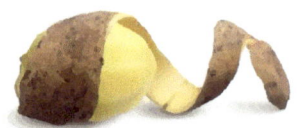

## POMIDOR, MIECHUNKA, PAPRYKA, BAKŁAŻAN, ZIEMNIAK (surowy)

Pomidor (*Solanum lycopersicum*)
Miechunka (*Physalis* L.)
Papryka (*Capsicum*)
Bakłażan - psianka podłużna - oberżyna (*Solanum melongena*)
Ziemniak – psianka ziemniak (*Solanum tuberosum*)

Rodzina **psiankowatych** (*Solanaceae* Juss.) obejmuje 102 rodzaje liczące ok. 2460 gatunków. Występują one na wszystkich kontynentach z wyjątkiem okolic okołobiegunowych. Największe zróżnicowanie jest w Ameryce Środkowej i Południowej.

Zawierają bardzo niebezpieczny dla zwierząt związek - ATROPINĘ, mającą wpływ na pracę serca i mogącą wywołać arytmię. Nasiona zawierają SAPONINY i LAKTYNY, które podrażniają śluzówkę. Wyróżniają się obecnością różnych ALKALOIDÓW – to naturalne pestycydy, chroniące rośliny przed bakteriami, grzybami oraz szkodnikami. Alkaloidy są dla kotów SILNIE TOKSYCZNE i mogą powodować zatrucia - biegunki i częste wymioty. Mogą być bardzo groźne, ponieważ koty łatwo się odwadniają. Paradoksalne w zachowaniu kotów bywa to, że, gdy wskazane jest częste picie, mniej chętnie i mało piją. Zielone nasiona i skórka pomidora zawierają TOMATYNĘ, która jest substancją toksyczną, ale obrany ze skórki miąższ pomidora już jej nie zawiera. Także liście, łodyga i niedojrzałe pomidory zawierają alkaloidy. Bakłażan zawiera SOLASONINĘ. TOMARYNA i SOLASONINA, to związki o podobnej budowie i podobnym działaniu do SOLANINY.
Najwięcej alkaloidów (SOLANINY) w surowych ziemniakach zawartych jest pod skórką, w zielonych bulwach oraz w łodygach i pędach, dlatego koty nie powinny się nimi bawić i ich gryźć.

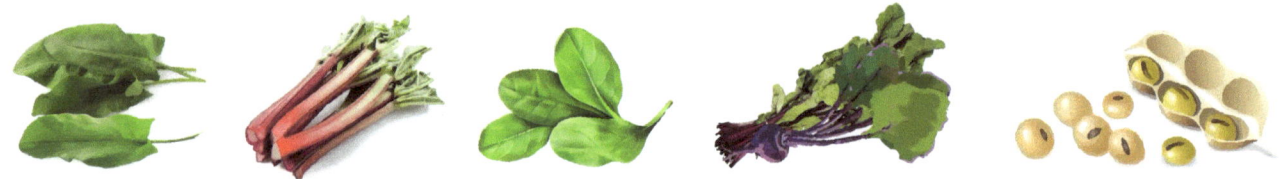

## SZCZAW, RABARBAR i SZPINAK, BOTWINKA (liście), SOJA

Rabarbar ogrodowy (*Rheum rhaponticum*)
Szczaw zwyczajny (*Rumex acetosa*)
Szpinak (*Spinacia oleracea* L.)
Botwinka (liście) (*Beta vulgaris* L.)
Soja (*Glycine max* (L.) Merr.)

Zawierają SZCZAWIANY, które mogą okazać się bardzo toksyczny dla zwierząt z powodu blokowania wchłaniania wapnia. Także dla ludzi nie jest zalecany w nadmiarze. Kwas szczawiowy wiąże wapń (Ca) przez co może powodować jego niedobory. Tworzący się szczawian wapnia, osadzając się w organizmie tworzy kamienie o nieregularnych i ostrych kształtach. Może prowadzić do problemów z pęcherzem i nerkami.

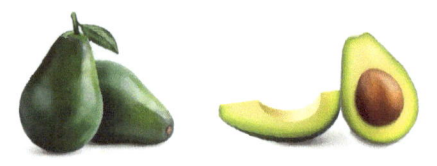 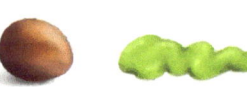

## AVOKADO

Awokado (*Persea americana*) Substancją trującą w awokado jest PERSYNA, naturalny pestycyd znajdujący się w owocach (największe ilości są w skórce oraz w pestce), w liściach, nasionach i korze rośliny. Jak do tej pory stwierdzono przypadki podejrzenia zatrucia awokado jedynie u psów. Koty ze względu na znacznie większą wybredność i dokładniejszą selekcję pokarmów są do pewnego stopnia chronione. Jednak nie wolno wykluczać możliwości ich zatrucia i bezwzględnie należy unikać tego owocu w ich diecie.

*„Kot nie jada! Czego nie powinny jeść koty!"*

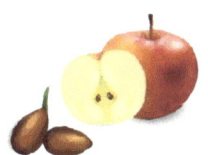 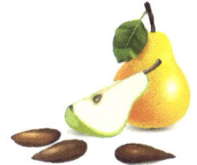 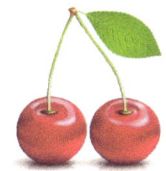 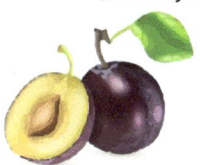 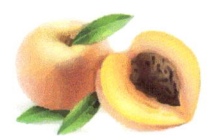

## PESTKI I OWOCE

Jabłko (*Malus*)
Gruszka (*Pyrus* L.)
Wiśnia (*Prunus* L.)
Czereśnia, wiśnia ptasia, wiśnia dzika (*Prunus avium* L.)
Śliwka (*Prunus* L.)
Brzoskwinia (*Prunus persica* (L.) Batsch)
Morela (*Prunus armeniaca* L.)

W nasionach owoców np. **jabłek, gruszek, wiśni, czereśni, śliwek, brzoskwiń, moreli** czy innych owocach pestkowych zawarta jest AMIGDALINA zwana KWASEM PRUSKIM, z której powstaje cjanowodór (cyjanek). Ma zapach migdałów i może prowadzić do blokowania oddychania na poziomie komórkowym. Jest SILNIE TRUJĄCY. Ponieważ może przenikać do miąższu owoców lepiej ich nie podawać.

Dodatkowym ryzykiem, w przypadku połknięcia pestki w całości, jest możliwość wystąpienia niedrożności jelit. Natomiast pęknięcie czy rozgryzienie pestki może wywołać objawy zatrucia – mogą pojawić się wymioty, ślinotok, przyspieszona akcja serca i oddech o zapachu migdałów, zauważalny niepokój zwierzęcia, a nawet utrata przytomności i śmierć.

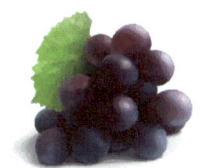 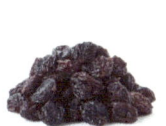 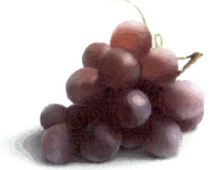 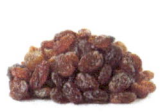 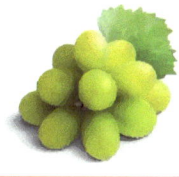 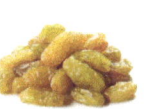

## WINOGRONA i RODZYNKI

Winogrona (*Vitis vinifera* L.)

**Winogrona** – dawka toksyczna już od **19,6g/1kg** masy ciała zwierzęcia
**Rodzynki** – dawka toksyczna już od **2,8g/1kg** masy ciała

Nie ustalono, jaka substancja zawarta w winogronach i rodzynkach wywołuje zatrucia u kotów. Wiadomo natomiast, że zjedzenie nawet kilku winogron może zagrażać jego zdrowiu i życiu. Początkowo występują: biegunka, wymioty i ból brzucha, a następnie w wyniku zatrucia może dojść do niewydolności nerek, co w konsekwencji grozi śmiercią zwierzęcia.

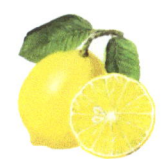 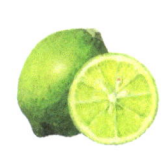  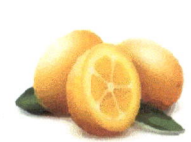 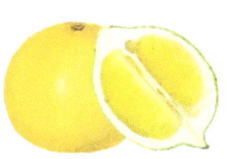 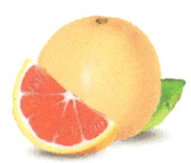

## CYTRUSY

Cytron - Cedrat (*Citrus medica* L.)
Cytryna (*Citrus limon*),
Lima - Limonka (*Citrus aurantifolia*)
Mandarynka (*Citrus reticulata*)
Pomarańcza (*Citrus sinensis*)
Pomelo (*Citrus maxima* Merr)
Grejpfrut (*Citrus paradisi*)

Cytrusy należą do rodziny rutowatych (*Rutaceae* Juss.) i specjaliści każą ich unikać, ponieważ zawierają substancje trujące dla kotów - KWAS CYTRYNOWY mogący podrażniać przewód pokarmowy i OLEJKI ETERYCZNE, które mogą prowadzić do zatruć. Duże ilości mogą prowadzić do biegunki, wymiotów i uszkodzenia ośrodkowego układu nerwowego.

*"Kot nie jada! Czego nie powinny jeść koty!"*

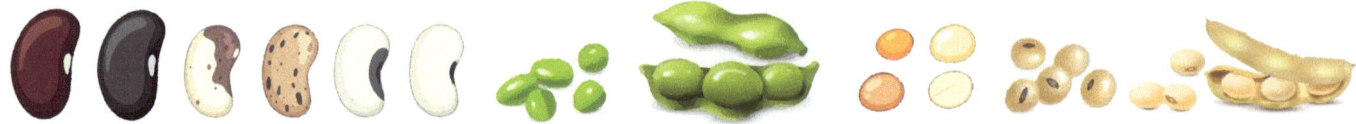

## NASIONA

Bób - wyka bób (*Vicia faba*)
Ciecierzyca - groch włoski (*Cicer*)
Fasola (*Phaseolus vulgaris*)
Groch (*Pisum sativum*)
Soczewica jadalna (*Lens culinaris* Medik.)
Soja, Soja zwyczajna (*Glycine max* (L.) Merr.)
Orzacha podziemna - orzech ziemny - orzech arachidowy - fistaszki (*Arachis hypogaea* L.)

**Surowe nasiona warzyw strączkowych** zawierają SAPONINY trujące, podrażniające śluzówkę i przewód pokarmowy oraz niekorzystny dla organizmów hormon wzrostu hamujący przyswajanie związków mineralnych.

Poza tym, po połknięciu, pęczniejąc w organizmie, mogą mechanicznie zatkać przewód pokarmowy.

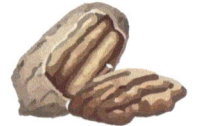 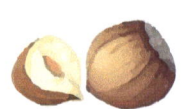 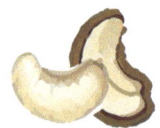 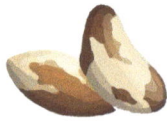 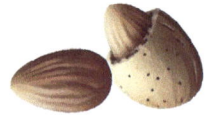

## ORZECHY i MIGDAŁY

Wszystkie gatunki stanowią potencjalne zagrożenie dla zdrowia i życia zwierząt. Korzyści płynące ze składników zawartych w orzechach i migdałach nie przewyższają potencjalnej szkody, jaką mogą wyrządzić zdrowiu zwierząt.

Wysoka zawartość tłuszczu może uszkodzić układ pokarmowy kota.
Regularne, lub w zbyt dużych ilościach, jedzenie orzechów i migdałów, może doprowadzić do zatrucia **nadmiarem fosforu**, zawartym w każdym orzechu, a które w większości objawia się wymiotami, odmową jedzenia i picia, biegunką i ogólnym osłabieniem. Może doprowadzić do zapalenia trzustki.

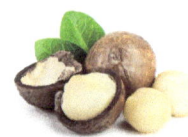 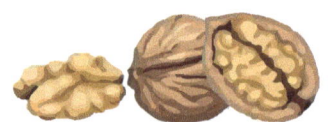

## ORZECHY MAKADAMIA, ORZECHY WŁOSKIE

Makadamia (*Macadamia*)
Orzech włoski (*Juglans regia* L.)

Zatrucie **ORZECHAMI MAKADAMIA**, objawiające się osłabieniem, wymiotami i drgawkami, pojawia się w ciągu 12 godzin od ich spożycia. Na szczęście symptomy zazwyczaj ustępują samoistnie w ciągu 48 godzin. Jak do tej pory nie udało się jednoznacznie określić, która substancja odpowiada za zatrucie. Podaje się, że to kompozycja związków zawarta w tych orzechach tworzy niebezpieczną toksynę. Nie wiadomo jaka dawka jest toksyczna, jednak biorąc pod uwagę niewielką wagę zwierzęcia, nawet jeden orzech może wywołać śmiertelne zagrożenie.
Podobnie jak w przypadku awokado koty w środowisku naturalnym nie zjadają tego typu pokarmów. Należy zwracać uwagę, przede wszystkim na zwierzęta, które przejawiają nietypowe zachowania i mają tendencję do zjadania „dziwnych" pokarmów.

**ORZECHY WŁOSKIE** – Kolejny gatunek orzechów, których spożycie powoduje u zwierząt niestrawność, pogorszenie samopoczucia i może doprowadzić do ciężkiego zatrucia. Orzechy włoskie są równie niebezpieczne jak orzechy makadamia. Przy nadmiarze substancji toksycznych pojawiają się podobne objawy - nudności, wymioty, skurcze mięśni, osłabienie kończyn.

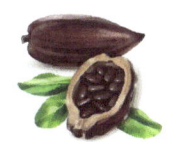  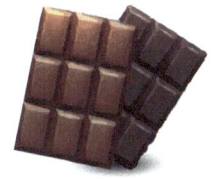 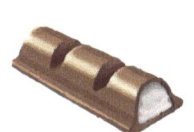 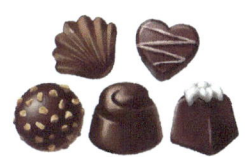

*„Kot nie jada! Czego nie powinny jeść koty!"*

## KAKAO

Kakaowiec (*Theobroma* L.)

**CZEKOLADA** - dawka toksyczna **250-500mg/1kg** masy ciała zwierzęcia

Jest trujące ze względu na zawarte w nim ALKALOIDY, czyli metyloksantyny: TEOBROMINĘ i KOFEINĘ. Teobromina rozkurcza mięśnie gładkie i rozszerza naczynia krwionośne, a także pobudza układ nerwowy. Kofeina jest również trująca, poza tym intensyfikuje trujące działanie teobrominy.

Niebezpieczne jest zarówno jednorazowe podanie sporej ilości czekolady, jak i częstsze zjadanie nietoksycznych dawek teobrominy. Do objawów zatrucia czekoladą należą między innymi: niepokój i pobudzenie kota, trudności z oddychaniem, zaburzenia rytmu serca, wymioty, biegunka, drżenie mięśni. W niektórych przypadkach może dojść nawet do śmierci pupila na skutek uszkodzenia nerek.

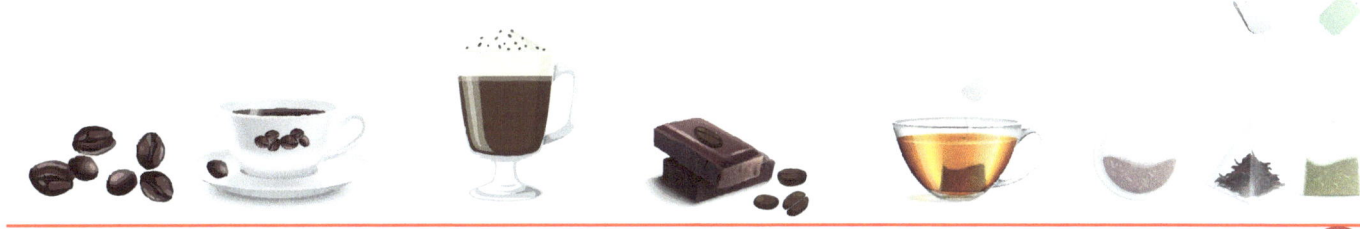

## KAWA i HERBATA

Kawowiec, kawa (*Coffea* L.)
Herbata (*Camellia sinensis*)

Zarówno kawa jak i herbata zawierają KOFEINĘ, która jest toksyczna dla kotów, a oprócz tego zwiększa trujące działanie teobrominy zawartej w ziarnach kakao.

Istnieje wiele rodzajów herbat. Czarna i zielona herbata zawierają wysokie stężenia kofeiny i teiny. Biała herbata, choć ma nieco niższe stężenie tych związków, nie jest zalecana, również ze względu na występowanie taniny. Ziołowe herbaty mogą być bezpieczniejsze, ale zależy to od użytych składników. Niektóre, jak mięta pieprzowa, mogą być toksyczne. Dlatego zawsze warto skonsultować się z weterynarzem przed podaniem kotu jakiejkolwiek ziołowej herbaty.

KOFEINA i TEINA, są praktycznie tym samym związkiem chemicznym i mogą powodować nadmierną stymulację układu nerwowego kota, prowadząc do niepokoju, drgawek, a nawet zatrzymania akcji serca. TANINY, występujące w herbacie, mogą podrażniać układ pokarmowy, powodując wymioty i biegunki. Potencjalne zagrożenia związane z konsumpcją tych składników przez koty są więc znaczące i nie można ich bagatelizować.

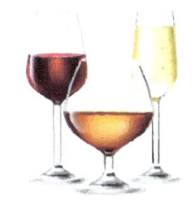 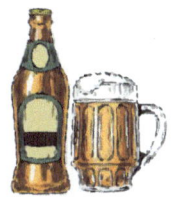 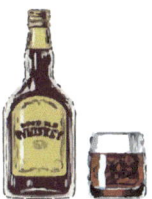 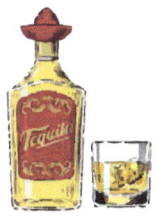 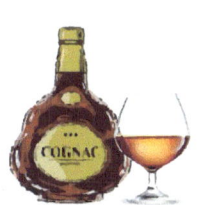 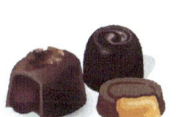

## ALKOHOL

Etanol, alkohol etylowy ($C_2H_5OH$)

Etanol, czyli alkohol etylowy, jest obecny głównie w napojach alkoholowych, ale również w słodyczach, lekarstwach, płynach do płukania jamy ustnej itp. Po spożyciu produktów zawierających etanol (najczęściej przypadkowym) już w ciągu godziny mogą pojawić się objawy kliniczne. Należą do nich symptomy neurologiczne, apatia, uspokojenie, hipotermia i kwasica metaboliczna.

W ciężkich przypadkach zwierzęta mogą zapaść w śpiączkę, pojawiają się także poważne zaburzenia oddychania.

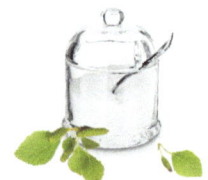 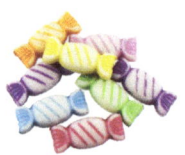 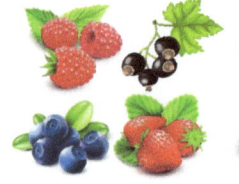 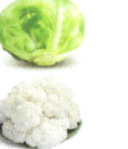 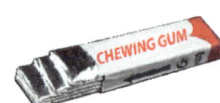 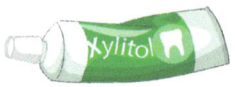

*„Kot nie jada! Czego nie powinny jeść koty!"*

## KSYLITOL - E967

Ksylitol to organiczny związek chemiczny, alkohol ($C_5H_{12}O_5$) o słodkim smaku (cukrol).
Eksperci nie zalecają KSYLITOLU ze względu na **szkodliwe działanie u psów**, dlatego prawdopodobnie będzie miał podobny wpływ na koty, nawet jeśli nie ma jednoznacznych wyników badań.
Już dawka **0,1 g/kg masy ciała** może być szkodliwa dla **PSA**.

KSYLITOL, może prowadzić do uszkodzenia i niewydolności wątroby, co może być bardzo niebezpieczne dla życia zwierzęcia. Do objawów zatrucia należą: zaburzenia koordynacji, wymioty, spadek poziomu cukru we krwi, ospałość, drgawki, a nawet śpiączka.

**Produkty mogące zawierać ksylitol**: gumy do żucia, słodziki, wyroby piekarskie (ciasta, keksy), słodycze (np. cukierki), płyny do płukania jamy ustnej i pasty do zębów, preparaty witaminowe, pozbawione cukru preparaty homeopatyczne, lekarstwa przeznaczone dla człowieka (np. syropy na kaszel).
Ksylitol zawierają niektóre owoce i warzywa, np.: maliny, truskawki, borówki, czarna porzeczka, kalafior, warzywa kapustne, sok z brzozy.

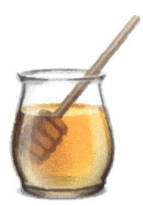 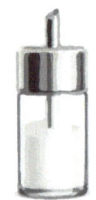 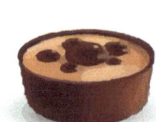   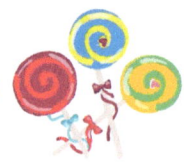

## SŁODYCZE

MIÓD PSZCZELI
CUKIER - Sacharoza ($C_{12}H_{22}O_{11}$)

Koty nie odczuwają słodkiego smaku ponieważ źle trawią węglowodany, dlatego nie należy podawać im słodyczy.

**MIODU** nie powinny jeść młode kocięta ani koty z cukrzycą lub z tendencją do tycia.
Można podać kotu niewielką ilość miodu - około pół łyżeczki, jeśli nie jest na niego uczulony. U zwierząt, podobnie jak u ludzi, może łagodzić kaszel i dolegliwości związane z zapaleniem gardła. Podawanie miodu może wzmacniać układ odpornościowy pupila i dostarczyć mu cennych składników odżywczych.

**CUKIER** jest **niewskazany**. Podobnie jak większość węglowodanów, cukier nie jest toksyczny dla kotów, ale nie powinien przekraczać 3% ich codziennych posiłków. SACHAROZA ma wysoki indeks glikemiczny, co powoduje skoki glukozy we krwi i wpływa na rozregulowanie gospodarki insulinowej, a to z kolei sprzyja rozwojowi cukrzycy. Nadmiar prowadzi do otyłości.

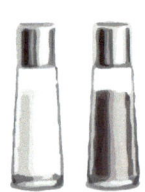 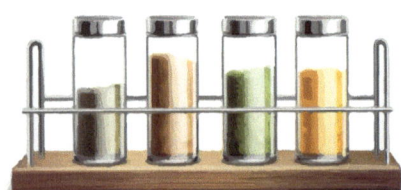 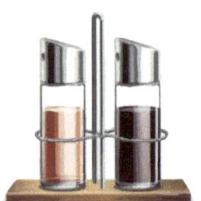 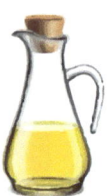

## SÓL i PRZYPRAWY

**Sól (NaCl). Nadmiar soli** może być niebezpieczny i prowadzić do zatrucia, może powodować zaburzenia przemiany materii, choroby serca i nadciśnienie.
Koty mają bardzo mało gruczołów potowych, nie pozbywają się soli tak intensywnie, jak ludzie. Gruczoły potowe występują tylko na poduszkach łapek i w śladowych ilościach na podbródku i przy wargach.

**Ostre przyprawy** działają drażniąco na koci przewód pokarmowy i mogą powodować dolegliwości żołądkowo-jelitowe.

*"Kot nie jada! Czego nie powinny jeść koty!"*

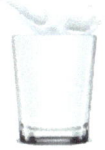 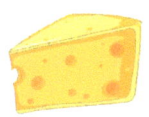  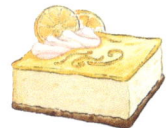  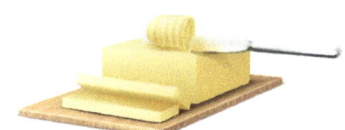

## MLEKO

U większości kotów od piątego do dwunastego tygodnia życia enzymy trawiące LAKTOZĘ zaczynają spadać i zwierzę traci zdolność efektywnego trawienia tego cukru mlecznego. Podawanie mleka i innych niefermentowanych produktów mlecznych, w tym serów, dorosłym kotom najczęściej bywa przyczyną problemów układu pokarmowego i biegunek.

**MASŁO** - Nawet w niewielkich ilościach, jest dla kota pokarmem ciężkostrawnym i kalorycznym. Kot nie powinien jeść żadnych tłustych produktów, w tym masła, margaryny czy substytutów wykonanych z olejów. Nadmiar tłuszczu może skutkować nie tylko otyłością. Częste podawanie dużych ilości masła może powodować ból brzucha, biegunkę, wymioty i gorsze samopoczucie. Masła nie powinno się podawać kotom z chorą trzustką.

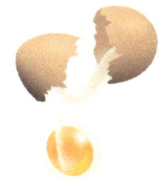 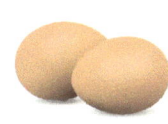 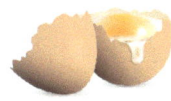

## BIAŁKO JAJEK

**Surowe białko jajek** nie jest wskazane ponieważ zawiera enzym AWIDYNY, który zmniejsza wchłanianie biotyny (witamina B7), a jej niedobór może prowadzić do problemów ze skórą, sierścią, a także biegunek, co znów może być przyczyną niebezpiecznego dla kota odwodnienia. Surowe jaja niosą ze sobą ryzyko wystąpienia niektórych bakterii i wirusów, takich jak Salmonella i E. Coli. Dlatego lepiej nie karmić kota surowymi jajami.

**Żółtko jajka**, to bogate źródło białka i witaminy. Dobrze potraktować je jako przekąskę i dawać np. dwa razy w tygodniu.. Warto obserwować, czy po spożyciu nie pojawiają się objawy alergiczne. Jajka nie powinny być głównym pożywieniem kotów.

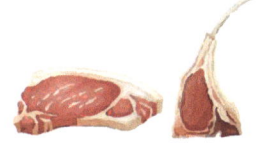 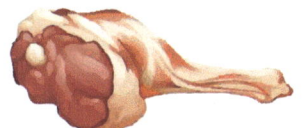 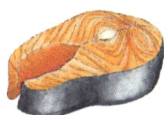 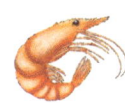 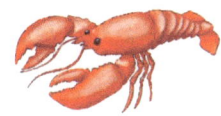

## SUROWE MIĘSO

Surowe mięso, ryby i owoce morza nie są zalecane z wyjątkiem prawidłowo prowadzonej diety BARF lub Whole Prey.

**Surowa żywność**, to źródło cennego białka, ale może być siedliskiem potencjalnie śmiertelnych ilości bakterii i wirusów (np. Salmonella i E. Coli).
**WIEPRZOWINA** mimo rutynowych badań może być groźna jako źródło wirusa śmiertelnej choroby Aujeszky'ego oraz toksoplazmozy. Jeśli będzie zawierać wysoki procent tłuszczu, może doprowadzić do zapalenia trzustki.

**PODROBY** - Płucka i wymię nie mają dla kota żadnej wartości odżywczej. Śledziona powodować może biegunki.

## MAŁE KOŚCI

Zwierzętom (zarówno kotom jak i psom) nie wolno podawać kości poddanych obróbce cieplnej (gotowanie, smażenie, grillowanie, pieczenie) tracą giętkość, są bardziej łamliwe i ostre. Należy pamiętać, aby usunąć wszystkie gotowane małe kawałki kości, z wyjątkiem grubych kości, które kot może wyjąć z mięsa.

Mogą mechanicznie uszkadzać przewód pokarmowy. Małe kawałki kości mogą utknąć w przełyku kota. Może to również spowodować poważne uszkodzenie żołądka i układu pokarmowego podczas trawienia. Fragmenty kości, które dostały się do układu pokarmowego, mogą prowadzić do zaparć.

*„Kot nie jada! Czego nie powinny jeść koty!"*

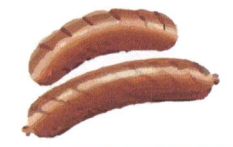 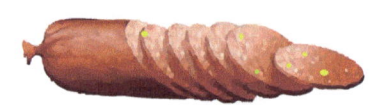 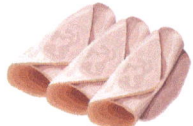 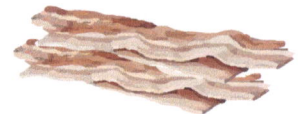

## WĘDLINY

Zawierają spore ilości SOLI, PRZYPRAW i KONSERWANTÓW – niekorzystnie wpływających na nerki. Koty praktycznie nie pocą się dlatego nie wydalają soli przez skórę. Nadmiar soli ma negatywny wpływ na pracę serca i nerek.

## KONSERWANTY

**Konserwanty** to środki konserwujące żywność: naturalne jak sól lub chemiczne jak np. siarczki (E220 - dwutlenek siarki). Związki siarki (patrz CZOSNEK… s.15, SUROWE RYBY) wpływają u kotów, na niedobór tiaminy (witamina B1). KONSERWANTY w produktach przeznaczonych dla kotów, nawet jeśli występują to, nie mogą być dla nich trujące, a ich ilość musi mieścić się w granicach norm ustalonych dla zwierząt. Ludzkie jedzenie często zawiera konserwanty. Karmiąc zwierzęta produktami przeznaczonymi dla ludzi można łatwo doprowadzić do przedawkowania lub/i podania substancji toksycznych dla kotów, co może okazać się śmiertelnie niebezpieczne.

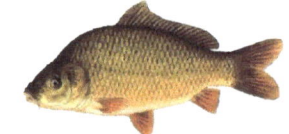 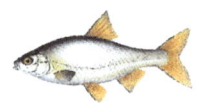 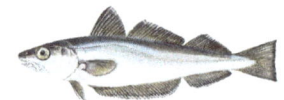 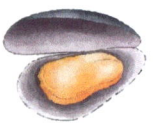

## SUROWE RYBY

Szprot, sardynka norweska (*Sprattus sprattus*)
Śledź (*Clupea* L.)
Karp (*Cyprinus carpio*)
Makrela (*Scomber scombrus*)
Mintaj, suketo, rdzawiec pacyficzny (*Gadus chalcogrammus*)

Płoć, płotka (*Rutilus rutilus*)
Morszczuk (*Merluccius merluccius*)
Witlinek (*Merlangius merlangus*)
Małże (*Bivalvia*)

Nie zaleca się podawania kotom surowych ryb (z wyjątkiem prawidłowo prowadzonej diety BARF), ponieważ mogą być zarażone pasożytami lub/i bakteriami. Surowe mięso, niektórych gatunków ryb, zawiera dodatkowo substancje antyodżywcze, jest to TIAMINAZA, antywitamina, która blokuje działanie witaminy B1 (tiaminy) w organizmie oraz TRIOX (tlenek trimetyloaminy) przekształcający żelazo w nieprzyswajalną dla organizmu postać.

**Tiaminaza** może doprowadzić u kota do niedoboru witaminy B1, odpowiadającej za prawidłowe funkcjonowanie mięśni, w tym mięśnia sercowego oraz układu nerwowego. Niedobór może objawiać się utratą apetytu, osłabieniem organizmu kota, a nawet problemami z sercem. W skrajnych przypadkach może dojść do zaburzeń pracy układu nerwowego.
**Triox** - niedobór żelaza może doprowadzić u kota do anemii.
**Gotowanie dezaktywuje negatywne działanie obu substancji.**
**Pamiętać należy o usunięciu ości** mogących mechanicznie uszkadzać przewód pokarmowy.

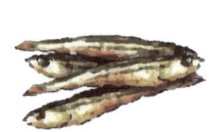 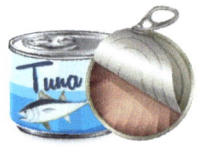

## PRZETWORY RYBNE

Mogą zawierać nadmiar: SOLI, PRZYPRAW oraz KONSERWANTÓW, które mogą być szkodliwe dla kotów np. ryby z puszki (patrz SÓL i PRZYPRAWY oraz KONSERWANTY).
**Wędzone** ryby zawierają bardzo dużo SOLI, której nadmiar może być niebezpieczny, gdyż obciąża pracę nerek i serca.
**Mrożone** ryby, jeżeli nie były przebadane, mogą zawierać bakterie, które nie giną w temperaturze mrożenia.
**OŚCI** ryb mogą być niebezpieczne dla układu pokarmowego kota, powodując jego mechaniczne uszkodzenia.
Część ryb gromadzi w sobie METALE CIĘŻKIE np. duże ilości rtęci. Najbardziej zanieczyszczone gatunki ryb to: tuńczyk długopłetwy, dorsz atlantycki, makrela królewska, miecznik, czarniak, karmazyn pacyficzny.

*„Kot nie jada! Czego nie powinny jeść koty!"*

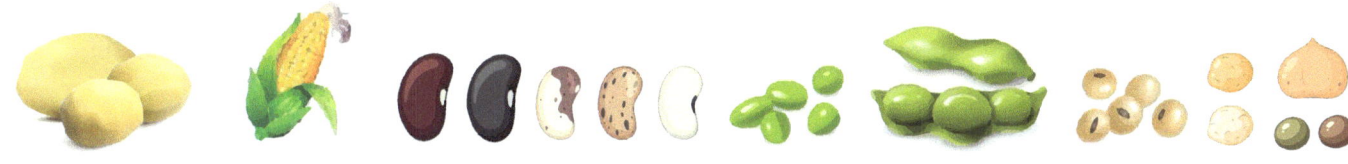

## GOTOWANE WARZYWA

Ziemniaki (*Solanum tuberosum* L.)  
Kukurydza (*Zea*)  
Warzywa strączkowe:

Bób - wyka bób (*Vicia faba*)  
Ciecierzyca - groch włoski (*Cicer*)  
Fasola (*Phaseolus vulgaris*)

Groch (*Pisum sativum*)  
Soczewica jadalna (*Lens culinaris* Medik.)  
Soja zwyczajna (*Glycine max* (L.) Merr.)

**Gotowane** ziemniaki, kukurydza oraz warzywa strączkowe zawierają WĘGLOWODANY.

Ugotowane warzywa nie są trujące, ale nie powinno się ich podawać. Warzywa strączkowe, połykane w całości, poza możliwością mechanicznego zatkania przewodu pokarmowego, podobnie jak ugotowane ziemniaki, czy kukurydza zawierają SKROBIĘ, która jest ciężkostrawna i ma niekorzystny wpływ na przewód pokarmowy mogąc powodować bóle brzucha oraz wzdęcia. Częste, regularne spożywanie skrobi może przyczynić się do otyłości i cukrzycy.

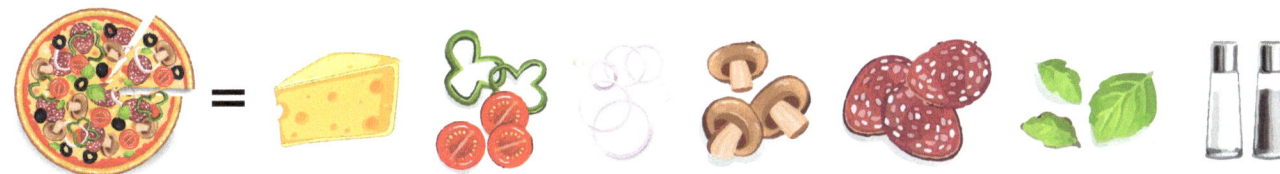

## JEDZENIE DLA LUDZI, RESZTKI Z OBIADU

Nie jest zalecane podawanie kotom jedzenia przeznaczonego dla ludzi, ponieważ najczęściej zawiera SÓL, PRZYPRAWY (patrz SÓL i PRZYPRAWY), a także KONSERWANTY (patrz WĘDLINY), których nadmiar jest dla kotów bardzo niekorzystny. Niektóre składniki, nawet jeśli są tylko dodatkiem zup lub sosów, jak czosnek lub cebula, grzyby, pomidory, czy szpinak mogą stanowić zagrożenie dla zwierząt. Przykładem jest Pizza, która poza ciastem zawiera niewskazane dla kotów: SER, POMIDORY, PAPRYKĘ, CEBULĘ, PIECZARKI, WĘDLINĘ (zawierającą: SÓL, PRZYPRAWY, KONSERWANTY) PRZYPRAWY i SÓL

Także niektóre sposoby przetworzenia żywności, jak smażenie, czy wędzenie, spowodują, że jedzenie nie będzie dla kotów odpowiednie. Smażone produkty, jak frytki, popkorn lub wszelkiego rodzaju chipsy, poza solą i przyprawami, zawierać będą nadmiar tłuszczu, a wędzone sól, której nadmiar jest szczególnie niebezpieczny dla kota. Powoduje zaburzenia przemiany materii, choroby serca, choroby nerek i nadciśnienie.

**SUROWE CIASTO I DROŻDŻE** (*Saccharomycetales*)- Zjedzenie surowego ciasta przez kota może mieć bardzo niebezpieczne konsekwencje. Zarówno proszek do pieczenia jak i drożdże nie są korzystne. W **drożdżach** występuje **TIAMINAZA**, która blokuje działanie witaminy B1 (tiaminy), może doprowadzić do problemów z sercem oraz zaburzeń układu nerwowego.

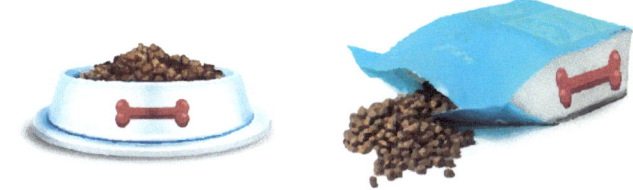

## KARMA DLA PSÓW

Psia karma nie jest dla kota korzystna.

Mimo, że sporo surowców, psiej i kociej karmy jest identycznych, to ze względu na inne ich proporcje i składniki odżywcze, umożliwiające zaspokojenie rozbieżnych potrzeb obu gatunków, nie powinno się podawać jej kotom (ani, kociej karmy, psom). Ponieważ to odmienne gatunki ich zapotrzebowanie na substancje odżywcze bardzo się od siebie różni.

## BIBLIOGRAFIA

A.Campbell „Grapes, raisinsand sultans and ader foods toxic to dogs" Small Animal Toxycology" 2007 nr12(1)

Benjamin, D.R., 1992. „Mushroom poisoning in infants and children: the Amanita pantheria/muscaria group". Journal of Toxicology: Clinical Toxicology 30 (1)

G.Bosh, S.Zhang, D.G.A.B.Oonincx, W.H.Hendriks „Protein quality of of insects as potential inggredients for dog and cat foods" „Jurnal of Nutritional Science" 2014 nr3

A.Kurosad, A.Sikorska-Kopyłowicz, P. Jonkisz „Przyczyny, skutki i leczenie otyłości u psów i kotów" „Weterynaria w Praktyce" 2017, nr3

A.Kurosad, A.Sikorska-Kopyłowicz, P. Jonkisz „Wybrane suplementyw żywieniu psów i kotów – kwasy tłuszczowe, pro- i probiotyki" „Weterynaria w Praktyce" 2015, nr9

R.E.Minguez „Otyłość psów i kotów" Wrocław 2020

R.Głogowski, K. Hołda „Suplementacja diety (psów i kotów) kwasem dokozaheksaenowym (DHA) – korzyści, zagrożenia, efektywność" „Weterynaria w Praktyce" 2017 nr11-12

M.Olejnik „Kot na diecie BARF" Wydawnictwo HELION Gliwice 2017

Z. Stromenger „Koty. Zwierzęta w twoim domu" Wydawnictwo Warta Warszawa 1990

A.Cholewiak-Góralczyk „Nie dla psa i kota kiełbasa" Wydawnictwo JAK Kraków 2020

Love Pets.com.ua „Czy koty mogą jeść orzechy?" lovepets.com.ua/pl/blog/chy-mozhna-kishkam-yisty-horikhy/ dostęp 18.11.2024

Whiskas.pl „Czy kot może jeść karmę dla psów?" whiskas.pl/opieka/dorosly-kot/karmienie/czy-kot-moze-jesc-karme-dla-psow dostęp 20.11.2024

lek. wet. M.Kozioł „Czego nie może jeść kot? 5 produktów, które mogą mu zaszkodzić" zooart.com.pl/blog/czego-nie-moze-jesc-kot--5-produktow-ktore-moga-mu-zaszkodzic - dostęp 12.11.2024

A.Witczak „Czy koty mogą jeść owoce? Sprawdź!" apetete.pl/blog/czy-koty-moga-jesc-owoce-sprawdz/ - dostęp 7.12.2024

N.Parchimowicz „Czy koty mogą jeść awokado?" koty.pl/artykuly/zywienie/awokado-dla-kota – dostęp 7.12.2024

N.Parchimowicz „Czego nie może jeść kot? 7 kulinarnych grzechów głównych, jakie popełniamy, wobec kota" koty.pl/artykuly/zywienie/czego-nie-moze-jesc-kot – dostęp 7.12.2024

B.Kulczyński „Substancje antyodżywcze. Solanina" vitapedia.pl/solanina dostęp 14.11.2024

B.Kulczyński „Substancje antyodżywcze. Tiaminaza" vitapedia.pl/tiaminaza dostęp 14.11.2024

Husse.pl „Czy rzeczywiście koty liżą masło?" husse.pl/kacik-wiedzy/kot/odzywianie-i-zdrowie/czy-rzeczywiscie-koty-liza-maslo/ - dostęp 12.11.2024

J.Maciejewska „Kocia trawa jako przysmak dla kota i ozdoba – dlaczego warto ją mieć w domu?" plantet.pl/blog/kocia-trawa-dla-kota-dlaczego-warto - dostęp 29.11.2024

Kaktusek.com.pl „Czego nie powinny jeść koty – lista zakazanych produktów" karusek.com.pl/poradnik/czego-nie-powinny-jesc-koty-lista-zakazanych-produktow/ - dostęp 14.11.2024

K.Gryglewska „Produkty i rośliny szkodliwe. Konserwanty szkodliwe dla ludzi i zwierząt" mokrenosy.pl/konserwanty/ - dostęp 13.11.2024

Lubuskie Centrum Małych Zwierząt.pl „12 produktów, których nie powinien jeść Twój kot" lcmz.pl/2018-01-03/12-produktow-ktorych-nie-powinien-jesc-twoj-kot dostęp 14.11.2024

Perfect-Fit.pl „Czego nie może jeść kot? Lista produktów zakazanych w kocim jadłospisie" perfect-fit.pl/kot-wskazowki/odzywianie/czego-nie-moze-jesc-kot-lista-produktow-zakazanych-w-kocim-jadlospisie 14.11.2024

Telemedyk.online „Toksykologia leków" telemedyk.online/artykuly/toksykologia-lekow/?v=9b7d173b068d dostęp 14.11.2024

Wiskas.pl „Czego nie wolno podawać kotu do jedzenia?" whiskas.pl/poradnik/zywienie/czego-nie-wolno-podawac-kotu-do--jedzenia – dostęp 7.12.2024

Zoonews.pl „RYBY DLA KOTA – jakie ryby mogą jeść koty?" zoonews.pl/ryby-w-diecie-kota-jakie-ryby-moze-jesc-kot - dostęp 14.11.2024

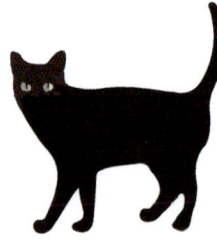

www.ingramcontent.com/pod-product-compliance
Lightning Source LLC
Chambersburg PA
CBHW051837210526
45473CB00005B/1920